JN065517

CRCのための治験業務マニュアル

第3版

監修 **亀山 周二** NTT東日本 関東病院 病院長

編集 **CRCのための治験業務マニュアル作成委員会**

じほう

●監修

亀山 周二　　　NTT東日本 関東病院 病院長

●編集

CRCのための治験業務マニュアル作成委員会 代表

橋本 ひろ美　株式会社クリニカルサポート 代表取締役社長

●執筆代表

CRCのための治験業務マニュアル作成委員会 責任者

宍戸 久美子　株式会社クリニカルサポート 品質管理部次長

●執筆

CRCのための治験業務マニュアル作成委員会 委員 (50音順)

青木 真洋，下天摩 惟，重網 麻依，谷川 賀奈子，中村 優里，
萩本 織奈，前田 新

※おっとびっくり担当 (注) 担当代表)

青木 真洋，安齋 英里，石川 桃子，石田 郁子，伊藤 歩唯，
伊藤 由佳，重網 麻依(注)，鈴木 眞子，二上 絵里，山多 麻耶

※執筆協力者

本多 麻衣子　株式会社クリニカルサポート SMO事業部所属

●作成支援

小宅　正　　　株式会社クリニカルサポート 顧問

CRCマニュアル監修のことば

　「CRCのための治験業務マニュアル」の第2版発行から10年以上が経過し，医療を取り巻く環境は大きく変化しております。

　治療面では，ここ数年において，再生医療，がんゲノム医療，あるいは遺伝子治療といった最先端医療が展開されています。次々と新規治療が保険適用され，特殊で例外的なものとしてではなく一般的治療となりつつあります。また2020年6月にはニコチン依存症（禁煙）治療用アプリが国内で初めて薬事承認されました。医薬品，医療機器以外の第三の治療としてデジタル治療（DTx：Digital Therapeutics）が登場したことはまさに画期的なことといえます。さらに，2020年3月にWHOからパンデミック宣言された新型コロナウィルス感染症では，スーパーコンピュータやAIを用いて治療薬やワクチンの開発が試みられ，医療分野でのテクノロジーの活用が一段と進みつつあります。

　医療機関は患者さんにより良い医療を提供するために，日々種々の努力をしております。さまざまなテクノロジーを活用した専門的知識と技術の実践がありますが，患者さんの安心と満足度を高めるために"医療の質と安全"は土台となるべきものです。

　NTT東日本 関東病院では，2011年3月に国際的な病院機能評価の一つであるJCI（Joint Commission International）の認証を取得し，"医療の質と安全"をさらに高めるべく3年ごとの更新受審を継続しております。当院で治験を実施する際にも同様の視点に立ち，医療安全と治験の質向上は不可欠と考えます。

　2000年7月に，NTT東日本関東病院の治験事務局から誕生したクリニカルサポート社には，創業以来，当院の治験をご支援いただいております。本書は，クリニカルサポート社のCRCが治験支援業務を行う際の手順をフローチャートでわかりやすくまとめた作業マニュアルであり，CRC業務の標準化を目的に作成されています。

　医療現場では，治療やケアを行う人・時間・場所等にかかわらず，ばらつきのない均一で高品質な医療を患者さんに提供することが求められています。そうした標準的治療を実践するための手順として，多くの医療機関ではクリニカルパスを導入しています。治験の現場においても，CRC業務の標準化により治験の品質向上が図られるものと期待します。

　新薬の開発は，医療の発展をさせる社会貢献の一つであり，治験担当医師とCRCがお互いに協力しながら，患者さんの安全面に最大限配慮したうえで，高品質の治験データを収集することがとても重要といえます。

日常診療で多忙な医師をCRCがサポートするうえで，本書が果たす役割は大きいと考え，今回，改訂版の監修にあたりました。改訂された本書がCRC業務の質の向上に大いに役立つことを心より期待しております。

　令和2年（2020年）10月

NTT東日本 関東病院

院長　**亀山　周二**

序

　このたび，CRCのための治験業務マニュアル第3版を発行することとなりました。

　前回，第2版（平成21年，2009年）の発行から10年以上経過し，治験環境をはじめ時代が大きな変化の波を迎えています。

　2019年には，元号が平成から令和に変わり，新たな時代の始まりを迎えました。その後，2020年の年明けから新型コロナウイルス感染が全世界に拡大し，わずか半年の間に全世界で1,000万人以上が感染し（2020年10月現在4,000万人超），治療薬ならびにワクチン開発が国を越え進められています。治療薬の開発を報じるニュースでは，「治験」「臨床試験」の言葉が流れ，早期の新薬誕生が待望されています。

　さて，医療業界では，この数年，高額新薬の発売による医療保険制度の持続性が課題となり，薬価見直しの施策が導入されました。一方，製薬企業の新薬開発意欲低下を食い止めるため，国は，先駆け審査制度や条件付き早期承認制度の法定化等，研究開発推進のための環境整備を進めています。

　国内における治験実施件数は，医師主導治験や再生医療治験を中心に2016年以降，前年比増で推移しており，なかでも抗がん薬の治験実施件数は，全体の4割以上を占めています。生涯にわたり，国民の二人に一人が罹患し，三人に一人が亡くなるといわれるがんの克服に向かい，抗がん薬の治験が増加しています。さまざまな薬の開発は，世の中の求めに応じて対象疾患が変わり実施されますが，患者さんの協力のもとに質の高い治験データを作り出す目的は不変です。

　近年の治験環境の大きな変化は，2019年7月のGCPガイダンス改訂であり，治験の品質マネジメントに関連した各種項目が追加されました。

　CRCは，治験における品質マネジメントの考え方を理解し，治験プロセス管理の実行を通じて，被験者の保護と科学的に信頼性の高い治験データ収集を担う役割を有します。

　日常診療で多忙な医療機関は，治験では日常診療の中にイレギュラーな治験作業を組み込むことになり，医療安全管理上，リスク発現が懸念されます。そのため，治験は医療安全管理に十分注意し，円滑に実施する必要があります。CRCは，治験のマネジメントとして治験実施手順を組み立て，問題発生時は，原因追究と再発防止策の検討と実行を通じ，品質向上に努めることが重要です。

　本業務マニュアルでは，治験実施医療機関においてCRCが行う治験業務を複数の要

素に分解し，要素ごとの業務の段取り（手順）の例を紹介しています。CRCは，治験支援業務を行う場合，はじめに手順を考え，次に事前準備を行い，その後治験業務を実行し，実行後の確認を行い，実行手順の修正を行う。この一連の作業の繰り返しを通じて，質の高い業務の遂行が求められます。

　CRCの業務の先には，新薬を待ち望む多くの患者さんがいます。新薬により病気が治る，あるいは症状が改善することで患者さんの人生が変わり，希望や夢が生まれます。その新薬を世の中に送り出すため，CRCが日々治験のデータを集め，治験に参加する被験者の伴走者として，治験終了までサポートすることが大切です。

　CRCの仕事は，被験者，その他多くの患者さんたちのために新薬を世の中に送り出す社会貢献度の高い仕事です。CRCが切磋琢磨し，質の高い業務の実施を通じ，自ら成長し続けていくことを期待してやみません。

　最後に，本改訂版をまとめるにあたり多大な時間と労力を費やしてくれた株式会社クリニカルサポート品質管理部の宍戸久美子次長をはじめSMO事業部の皆さん，小宅顧問ならびに株式会社じほう出版局の鹿野 章氏に心より感謝申し上げます。

2020年（令和2年）10月

　　　　　　　　「CRCのための治験業務マニュアル作成委員会」編集代表
　　　　　　　　株式会社クリニカルサポート 代表取締役社長　橋本ひろ美

目 次

治験終了

〈おっとびっくり事例〉

治験開始の流れと
CRC業務の流れ

1. 医薬品開発の流れ

　新しい薬が医薬品として市販されるまでの過程では，はじめに製薬会社が研究所など
で薬となる候補物質を発見すると，まず動物などで安全性や薬理作用を調べます。その
後，人を対象にして効果（有効性）や安全性（副作用）を調べる臨床試験（治験）が実
施されます。つまり治験は，医薬品・医療機器・再生医療等製品の承認を国（日本では
厚生労働省）から得ることを目的として，国に申請する資料に使用するために行われる
臨床試験のことであり，健康な成人男性や多くの患者さんの協力のもと，GCP（Good
Clinical Practice：医薬品の臨床試験の実施の基準）を遵守して進められます。

　治験は3段階に分かれます。人で実施される最初の段階は第Ⅰ相試験とよばれ，少数
の健康な成人男性を対象として，安全性や薬物動態を調べます。抗がん薬では，がんの
患者さんを対象に実施されます（健常人への抗がん薬の影響が懸念されるため）。第Ⅱ
相試験は，少数の病気の患者さんを対象として実施され，治験薬の有効性と安全性を調
べます。どのくらいの投与量が病気に効果があるのか，副作用としてどのような症状が
発現するのかなどを調べます。その後，第Ⅲ相試験で，より多くの患者さんを対象とし
て，第Ⅱ相試験の結果をもとに，有効性と安全性を確認します。第Ⅲ相試験終了後，す
べてのデータを集めて製薬会社が国へ申請し，承認を得てはじめて世の中で市販される
ことになります。

図1 医薬品開発の流れ

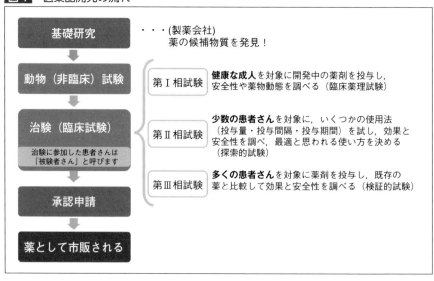

2. 治験に参加する被験者の人権保護

　治験は，臨床試験（まだ実験の段階）であり，参加する患者さんの自由意思に基づく参加の決定と，治験に参加中の患者さん（被験者）の安全性の確保が重要です。人を対象にした治験を含む医学研究は，倫理が重要です。倫理が存在しないと，非人道的な医学研究が行われる可能性があるためです。

　1964年，世界医師会により「臨床研究の実施のための勧告」である「ヘルシンキ宣言」が採択されました。「ヘルシンキ宣言」では，医学研究（人体実験）の必要性を認めながら，被験者の人権を最大限に保護すべきことを謳い，医学研究の倫理性を確保するための規範を示すものとされています。治験実施のルールであるGCPの第1条（ガイダンス）には，「治験はヘルシンキ宣言に基づく倫理的原則及び本基準を遵守して行うこと」と規定され，被験者の人権保護の重要性が示されています。

図2　医学研究における倫理の歴史

```
紀元前470－360年　　ヒポクラテスの誓い
　　　　　　　＊現在に至る医の倫理の根幹
1947年　　ニュルンベルグ綱領（Nuremberg Code）
　　　　　＊臨床研究で遵守すべき基本原則10項目制定
1964年　　ヘルシンキ宣言（世界医師会において採択）
　　　　　＊人を対象とする医学研究に対する医学研究者による倫理規範
1979年　　ベルモントレポート（米国）
　　　　　＊米国国家委員会による研究対象者保護のための倫理原則
1989年　　旧GCPの制定（日本）
1996年　　ICH-GCPの成立（日米欧の合意）
1997年　　答申GCPをもとにした新GCP制定（日本）
2013年　　ヘルシンキ宣言　フォルタレザ改訂（第9次改訂）
```

3. 医療機関における治験の実施体制

　治験は，製薬会社（CRO含む治験依頼者）から依頼された医療機関で実施されます。実施医療機関では，治験審査委員会（IRB）の審議を経て実施医療機関の長（病院長）の承認後に，治験責任医師の指示のもと，治験分担医師，CRC（Clinical Research Coordinator：治験コーディネーター，臨床研究コーディネーター）が，院内スタッフと協力しながら被験者から治験データを収集します。

図3　医療機関中心にみた治験実施体制

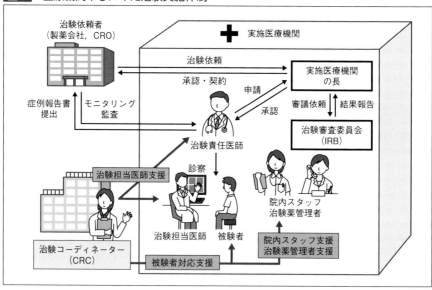

4. CRC 業務の流れ

　CRCは，治験が実施医療機関においてGCPと治験実施計画書を遵守して実施されるために，治験担当医師や被験者，院内スタッフに対してさまざまな支援を行います。
　CRC業務は治験開始前，実施中，終了時に行う作業に大別されます。

1) 治験開始前の流れ

　CRCは，治験開始に向け，治験実施計画書の内容を把握し治験責任医師と治験の進め方について相談を行います。並行して，院内各部署が担当する治験業務が支障なく進むよう，院内スタッフとも相談を行います。
　治験開始前の準備段階の取り決め以外の事態が開始後に発生した場合,治験責任医師,院内スタッフと相談しながら適切な対応を進めます。

2) 治験開始後の流れ

　治験開始後は，被験者選択補助業務（カルテスクリーニング）をはじめ，同意説明補助業務，被験者対応および治験担当医師の支援など，さまざまなCRC業務が並行して進みます。
　治験開始後は，治験担当医師や担当モニターと連絡を頻回に取り，院内スタッフとも情報共有しながら，治験が院内で円滑に行われるよう業務を進めます。

図4 CRC 業務の治験開始前の流れ

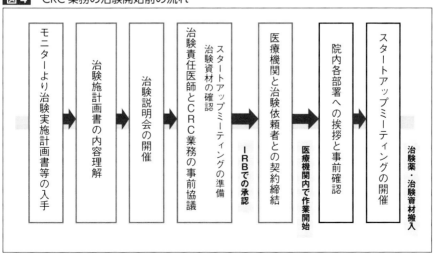

| モニターより治験実施計画書等の入手 | 治験施計画書の内容理解 | 治験説明会の開催 | 治験責任医師とCRC業務の事前協議 | スタートアップミーティングの準備 治験資材の確認 | IRBでの承認 | 医療機関と治験依頼者との契約締結 | 医療機関内で作業開始 | 院内各部署への挨拶と事前確認 | スタートアップミーティングの開催 治験薬・治験資材搬入 |

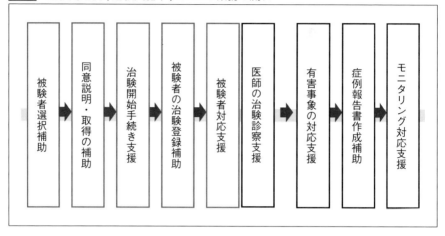

図5 治験開始後(治験実施中)の CRC 業務の流れ

被験者選択補助 → 同意説明・取得の補助 → 治験開始手続き支援 → 被験者の治験登録補助 → 被験者対応支援 → 医師の治験診察支援 → 有害事象の対応支援 → 症例報告書作成補助 → モニタリング対応支援

　院内の全被験者の治験が終了すると,治験責任医師が治験終了報告書を作成し,実施医療機関の長(病院長)に提出し治験が終了します。

3) CRCのある1日の流れ

　CRCは,被験者が治験のために来院する日と,来院しない日で実施する業務内容が変わります。被験者が治験のために来院する日(規定Visit)は,CRCが被験者に同行しながら,治験担当医師による治験診察が円滑に進むよう支援を行います。被験者の来院がない日は,CRCは次回来院用の準備やカルテスクリーニング,症例報告書作成補助,モニタリング対応など,さまざまな業務を実施します。被験者が複数いる場合は,治験用の来院日が被験者ごとに異なる場合が多いため,来院スケジュールの管理が重要です。

　治験により,実施医療機関内で集める被験者数(契約症例数)は異なります。1,2人の少人数から10人以上の症例数を集める治験などさまざまです。
　複数の種類の治験を院内で並行して実施している場合は,院内スタッフが担当する作業に治験ごとで違いが生じることがあります。治験実施計画書に沿って治験データ収集が進むために,CRCが院内スタッフに細かな説明を行い,作業ミスを防止するなどの支援が大切になります。

図6 CRC の業務内容被験者対応　～ CRC のある 1 日～

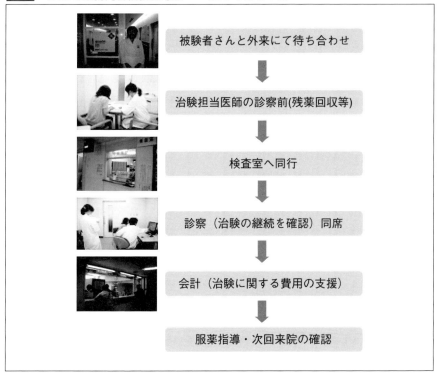

被験者さんと外来にて待ち合わせ

治験担当医師の診察前(残薬回収等)

検査室へ同行

診察（治験の継続を確認）同席

会計（治験に関する費用の支援）

服薬指導・次回来院の確認

　治験では，被験者の人権保護と安全性確保，科学的に質の高いデータ収集が求められます。

　CRCは治験責任医師をはじめとする治験担当医師を支援し，実施医療機関の中で治験が適正に実施されるため業務を組み立てることが重要です。

治験開始前

1 治験説明会参加
（治験実施計画書の理解）

2 治験責任医師との事前打ち合わせ

3 院内情報収集
（院内各部署との面談）

4 原資料・治験データの管理

5 治験用各種資材ならびに治験薬搬入，外注検査キット使用のための事前確認

6 各種Log作成
Training Log（Certificate），
Delegation Log，Signature Logなど

7 スタートアップミーティングおよび治験開始直前対応

1 治験説明会参加
（治験実施計画書の理解）

目的

　CRC業務の準備（具体的な作業段取り）を行うため，治験実施計画書を理解する。CRCが治験実施計画書の内容を理解することにより，治験担当医師，治験で関わる院内スタッフとの治験を実施するための調整や相談などをスムーズに進めることが可能となる。

方法

　治験を担当するCRCが，治験を実施する施設の担当モニターから治験実施計画書や治験を実施する際に使用する各種資料・マニュアルの説明を受ける。CRC向けの治験説明会とよばれ，施設で治験を担当する数名のCRCが参加し，担当モニターとの質疑応答を通じて不明点を解消する。一方，治験依頼者が開催する「Investigator Meeting」は，集合形式（日本国内や国外で開催）またはWeb会議形式で開催され，治験を担当する多数の治験担当医師と多数のCRC向けに，治験の説明が実施される。

業務の実施ポイント

　治験実施計画書をもとに，自分が担当する治験の目的を理解する。治験を通じて何を確かめたいのか（主要評価，副次評価）をCRCが理解することで，治験実施の意義および収集するデータの意味を理解することができる。

業務手順

＜治験説明会参加前の準備＞

❶ 担当モニターから，治験実施計画書，治験薬概要書，同意説明文書・同意文書，各種マニュアルなど，治験実施に必要な資料を入手する。

↓

❷ 入手した資料全体を熟読し，不明点をピックアップする。
参考資料1：治験実施計画書などの熟読ポイントの例
参考資料2：治験実施計画書の確認項目例

↓

❸ 不明点を質問用にリスト化し，治験説明会前に担当モニターへ提出し，治験説明会当日に回答してもらう。
参考資料3：担当モニター用質問リスト例

Point

- ◆ 必要な部数の準備：CRCは担当モニターに人数分の資料の提供を依頼する。資料は紙媒体以外にデータで提供されることがある。
- ◆ 治験実施に必要な資料例：治験実施計画書などのほかには，症例報告書作成の手引き（EDC入力マニュアル），治験検体収集マニュアル（外注検査マニュアル含む），被験者用電子日誌操作マニュアル，治験薬管理手順書（治験薬温度管理マニュアル含む），治験参加カード（図1），健康被害補償の概要，ワークシートなど，治験ごとに異なる資料が担当モニターから提供される。治験検体収集マニュアルは，治験検体の検査を担当する検査会社から提供される場合がある。
- ◆ 国際共同治験の場合：治験実施計画書は，英語版と日本語版（和訳）の両方が提供されることが多い。
- ◆ 治験実施計画書の改訂版の保管：治験実施計画書は，治験実施期間中に複数回にわたり改訂されることが多いため，CRCは常に最新版を手元に置いておくよう注意が必要である。
- ◆ 質問リストの事前提出：質問リストを治験説明会前に担当モニターへ提出しておくことで，CRCの不明点や理解不足，解釈間違いなどに対して，治験説明会時に，担当モニターから詳細な説明を行ってもらうことが可能となる。
- ◆ 治験説明会開催場所の調整：事前に担当モニターとCRCが調整を行う。集合形式（会議室など）で実施する方法以外に，Web会議による実施もある。
- ◆ 治験説明会時の情報漏えい防止：治験に関する情報は機密情報であるため，治験説明会参加者以外に情報が漏えいしないための配慮が必要となる。

図1 治験参加カードの例

表

＜患者さまへお知らせ＞	＜医療関係者の方へ＞

＜患者さまへお知らせ＞

この治験を受けている期間中に、他の病院や薬局または、当院の他の診療科を受診される際には、必ず本券をその医師や薬剤師等の医療関係者へご提示下さい。

病院名：D病院
　　　〒１○○-０○○○
　　　東京都××××
　　　TEL　０３－３○○８－７○○５（代表）
担当医師：消化器内科
　治験　太郎、治験　二郎
薬剤部：○○　　○○
治験コーディネーター：

＜医療関係者の方へ＞

この方は、D病院で治験薬 AB-001 の治験に参加されています。
本治験では、裏面に示す併用療法、併用薬は禁止となっております。但し、緊急時はこの限りではありません。なお、ご不明な点がありましたら、お手数ですが担当医師または治験事務局までお問い合わせ下さい。

＜治験期間＞
　20xx年○月△日～20xx年□月◇日

裏

＜併用禁止薬・併用禁止療法＞

1. 抗ｳｨﾙｽ剤、抗腫瘍剤、免疫調節作用を有する薬剤
2. ｸﾞﾘﾁﾙﾘﾁﾝ・ｼｽﾃｨﾝ・ｸﾞﾘｼﾝを含有する注射用薬剤
3. ｳﾙｿﾃﾞｽ・ｵｷｼｺｰﾙ酸
4. 経口肝臓疾患治療薬
5. ﾃｵﾌｨﾘﾝ
6. ｱﾝﾁﾋﾟﾘﾝ
7. ﾜﾙﾌｧﾘﾝ
8. 他の治験薬

なお、お手数ですが、併用薬がありましたら薬剤名、1日投与量、投与期間、併用理由を下記に御記入、または治験事務局までご連絡下さいますよう、お願い申し上げます。

＜治験説明会当日＞

 入手した各種資料をもとに担当モニターから治験の内容について説明を受ける。

↓

 事前に担当モニターへ提供した質問リストの回答をもとに，CRCが治験実施において不明となる部分を解消する。

↓

 治験説明会の席上で，追加の質疑応答が発生した場合は，質問リストに質疑応答内容を追加する。

＜治験説明会終了後＞

❶ 質問リストをCRCは保存しておき，治験実施中に都度確認できるようにしておく。

↓

❷ 治験開始後についても，担当モニターへ追加で質問し回答を得た場合には，追加分の質疑応答内容を質問リストへ追加していく。

Point

◆ 担当モニターからの質問回答は，メールなどの文書で入手する。後日，担当モニターとCRC間での認識のずれが生じないための方法として，口頭で回答を入手した場合は，CRCから担当モニターへメールで回答内容を送信し，そのメールへ折り返しメールとして，担当モニターから返信を入手し，質問への回答根拠資料として保管しておく。

参考資料1

治験実施計画書などの熟読ポイントの例

　CRC業務では，治験の品質管理を目的としてさまざまな業務を行うこととなる。そのため，治験実施計画書などへの理解は重要となる。CRCが治験を理解するため各種資料の理解ポイントの例を示す。

＜治験実施計画書＞

　治験実施計画書は，治験の目的や意義，収集すべき科学的なデータ，被験者の安全性確保に関する重要な情報が掲載されている（図2）。CRC業務を実施するうえで，治験実施計画書を理解し治験全体を把握することは必須である。治験の品質保証と被験者の安全を確保するためにも以下の点を事前に十分理解し，不明な点は担当モニターに確認し，不明点を解消しておく必要がある。

開発の経緯

　開発の経緯の項目は，治験が実施される疾病に関する最新の研究内容や治療方法，現在の治療方法における課題などが記載されている。治験の開発の経緯を理解することにより，治験の必要性や位置付けなどを把握することができる。また，治験に参加する可能性がある患者への同意説明補助の場面においては，CRCが患者にわかりやすく説明するための情報源として活用することができる。

治験の目的（主要評価項目・副次評価項目）・治験デザイン

　治験の全体像を理解できる項目である。治験では，その治験が最終的にどのような結果を得るために計画されているのかを理解することが必要である。治験は臨床試験であり実験の一つである。実験の最終目的のために決められた主要評価項目，副次評価項目は，具体的な治験実施計画とどのような相関性を考えてデザインされているかを考え，データ収集における不可欠な項目を理解することが大切となる。

選択基準・除外基準

　治験に参加する候補患者の適格性は，治験実施の選択基準をすべて満たし，かつ除外基準すべてにあてはまらないことが必須である。治験実施計画において，選択基準や除外基準が設定された理由（根拠）を理解することが重要であり，治験の品質保証と被験者の安全確保のためにも十分に確認することが求められる。選択基準や除外基準の記載があいまいな表現の場合は，必ず担当モニターに具体的な内容を確認しておく。

図2 治験実施計画書の例

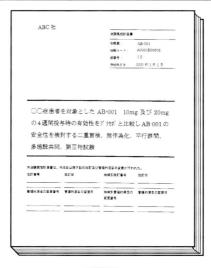

表紙（治験実施計画書番号・版数・作成年月日） 治験実施計画書の概要 1.治験計画の経緯および背景情報 2.治験の目的 3.治験デザイン 4.治験薬 5.選択基準、除外基準（スクリーニング） 6.投与計画および併用療法 7.治験への登録 8.観察・調査・検査項目および実施スケジュール 9.被験者の管理 10.予想される副作用 11.有害事象の報告 12.中止基準と手順 13.評価項目	14.統計解析 15.倫理的事項 16.健康被害補償と賠償 17.治験実施計画書の遵守および逸脱・ 　　変更ならびに改訂 18.症例報告書の作成上の注意 19.原資料などの直接閲覧 20.治験の品質管理および品質保証 21.治験期間 22.治験の終了 23.記録などの保存 24.GCPの遵守、治験責任医師の主な責務 25.参考文献 （その他:別紙・別添資料など）

Point

◆あいまいな表現例：数値化されていない記載例として例えば，「重大なXXX症」と記載されている場合は，「重大」に該当する具体的な数値や診断基準などの情報を担当モニターから入手する必要がある。また，「治験担当医師の判断による」との記載の場合では，治験担当医師の判断だけでよいのか，臨床上の専門医師の判断も必要となるのかを確認する。

治験スケジュール

　治験スケジュールには，治験を実施するうえで，どのタイミングで何のデータを収集するのかが具体的に記載されている。一覧で表示されていることが多いため，被験者の来院時に何のデータを収集するのか一目で把握できる（図3）。CRCは，治験担当医師による診察以外に，何の検査を実施するのかに応じて，被験者の来院当日の院内における動き（対応の流れ）を考えることが可能となる。治験の事前準備段階では，CRCが治験実施体制をどのように整えるべきか，どのコメディカルと事前に相談するかを検討できる。

図3 治験スケジュール例

来院回数	1	2	3（入院）						4	5	6	7
時期（日）	-29〜-2	-1	0	1	2	3	4	7	14	21	28	35
治験への同意／既往歴・合併症	○											
選択および除外基準の査定	○	○										
併用薬・併用療法の有無	○	○	○	○	○	○	○	○	○	○	○	○
診察，問診	○	○	○	○	○	○	○	○	○	○	○	○
心電図・胸部X線	○								○			
エコーまたはCT	○								○			
妊娠検査	○											
眼底検査	○											
治験薬投与			○	○	○	○	○	○				
バイタルサイン	○	○	○	○	○	○	○	○	○	○	○	○
臨床検査（血液・生化学・尿検査）	○	○			○		○		○	○	○	○
有害事象の確認			○	○	○	○	○	○	○	○	○	○
区分	スクリーニング期	観察期	治療期						後観察期			

仮登録 → 来院回数2（-1日）／本登録 → 来院回数3（0日）

中止基準・中断基準・治験薬減量基準・増量基準

治験実施中にイレギュラーで発生するさまざまな基準が設けられている。いずれの場合も治験データの品質保証や被験者の安全確保のため，CRC業務手順に組み込めるよう理解する必要がある。特に治験を実施している最中では，治験担当医師とともにCRCもデータを確認し，イレギュラーで発生する各種基準に該当していないかをチェックすることが重要となる。

＜治験薬概要書＞

治験薬概要書は，前臨床試験・臨床試験の成績をもとに下記の内容が記載されている（図4）。すべてを理解し知識として身に付けることは困難であるが，重要と考えられる点に的を絞り抜き出して理解することが大切である。予想される副作用，相互作用，禁忌および注意，過量投与に対する処置，小児・高齢者・妊娠する可能性のある者への投与についての基礎データとなる。なかでも「治験責任医師へのガイダンス」の項目は，当該治験薬に関する各種データがまとまって記載されており，CRCが当該項目を読むことで治験担当医師に提供される重要な情報が理解しやすい。

非臨床試験

[毒性] 急性ならびに慢性毒性，変異誘発性，発癌性または催奇形性などのデータ

[薬理作用（安全性）] 薬物の生体に及ぼす作用や用量反応性（安全性薬理試験）などのデータ

[薬物動態および薬物代謝] 化合物が生体内でどのように取り込まれ（吸収），代謝，分布，排泄されるかのアドメ（ADME）データ。ADMEは，吸収（Absorption）・分布（Distribution）・代謝（Metabolism）・排泄（Excretion）の略語

国内外の臨床試験（ヒトでのデータ）

過去実施された国内外の臨床試験の結果が記載されている。

治験担当医師へのガイダンス

治験担当医師へ提供される情報であり，禁忌，警告／使用上の注意，薬物相互作用およびその他の相互作用，望ましくない作用，過量投与，妊娠および授乳などをはじめ治験薬に関する情報が掲載されており理解しやすい情報源である。

参考資料2

治験実施計画書の確認項目例

項目	内容
適格性	・選択基準，除外基準の具体的な基準に不明点はないか ・選択基準，除外基準の設定根拠に不明点はないか
登録	・登録方法とアカウント発行方法に不明点はないか ・割付方法や割付結果入手に不明点はないか
スケジュール 中止基準	・来院規定日の許容範囲に不明点はないか ・中止基準や中断基準などに不明点はないか
検査	・検査方法の確認 ・検査規定日の許容範囲に不明点はないか ・臨床検査値施設基準値の入手の有無を確認
治験薬	・治験薬，補助薬の処方規定日に不明点はないか 　例）規定外来院時，用量変更時　　　など ・治験薬，補助薬の減量・増量・休薬・再開の規定に不明点はないか ・治験薬の回収に不明点はないか
治験実施時	・被験者へ交付される資材の使用方法について不明点はないか ・被験者負担軽減費の範囲に不明点はないか
その他	・治験資材入手の方法を確認

参考資料3

担当モニター用質問リスト例

治験名：　　　　　　　　　　　　　　　　実施医療機関名：

作成 CRC：　　　　　　　　　　作成日：　　年　　月　　日

No.	該当資料	質問	回答内容
例	4.2　除外基準10	悪性新生物の既往がある場合も除外となりますか。	既往は問題なし。現在，合併している患者が除外となる。
1			
2			
3			

図 4 治験薬概要書の例

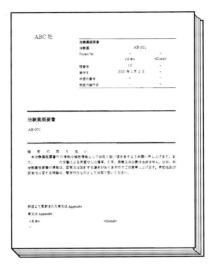

表紙
目次
1.要約・序文

2.製剤学的試験
　　・物理的・化学的性質並びに薬剤学的
　　　性質及び製剤組成

3.非臨床試験成績
　　3-1 毒性試験
　　3-2 薬効薬理試験
　　3-3 安全性薬理試験
　　3-4 薬物動態試験

4.臨床試験成績
　　4-1 第I相試験:臨床薬理試験
　　4-2 第II相試験:探索的試験
　　4-3 第III相試験:検証的試験
　　(4-4 第IV相試験:治療的使用)

5.治験責任医師へのガイダンス

2 治験責任医師との事前打ち合わせ

目的

治験責任医師とCRCの間で，CRCが行う具体的な業務内容について，お互いに認識を明確にするため実施する。治験実施中の治験責任医師とCRCの連携方法などを明確にすることで，治験責任医師との良好な関係構築を目指す。

方法

CRCが治験責任医師と，対面で事前の打ち合わせを実施する。打ち合わせの前に，CRCが治験責任医師に確認する内容を整理しておく。

業務の実施ポイント

治験責任医師の考え方を多角的な面（以下の質問例を参照）からCRCが理解し，治験責任医師の考え方に沿いCRCが治験支援を行うことが大切。治験責任医師の考えを上手に聞き出す工夫をする。

〈質問例〉

※治験の進め方：被験者候補となる患者の選択方法や早期に契約症例数を集める方法について，どのように考えているのかなど。

※治験実施への考え方：治験薬に対して医師がどのような興味を有しているのか，医師の治療方針における治験の位置づけなど。

※自分の患者に対する治験説明の方針：患者に対して当該治験のことを，医師がどのように説明しようと考えているのかなど。

業務手順

❶ 治験責任医師へ担当CRCが対面で面談を行い，治験実施に伴いGCPや実施医療機関の治験標準業務手順書（以下「院内SOP」という）で定められた治験責任医師作成書類について説明する。あわせて，CRCによる作成支援範囲や方法を相談する。

Point

治験開始に伴いGCPや院内SOPで定められた治験責任医師が作成する複数書類について，書類の種類（目的）・作成時期・作成方法（CRCによる作成支援方法含む）・書類提出先・書類保管方法を説明する。

❷ 治験実施計画書および治験スケジュールをもとに，CRCが支援可能な具体的な業務内容を説明する。説明以外の業務について，治験責任医師からCRCへ実施を希望された場合は，実施可能かどうかを検討する。

Point

外部CRC（SMOに所属するCRC）は，医療機関に直接雇用されていない（院内職員ではない）ため，採血やバイタル測定などの医療行為が実施できないことを医師へ伝える。院内CRC（院内職員）で医療資格を保有しているCRCは，保有資格に応じた医療行為を実施することが可能。そのため，看護師の院内CRCは被験者に対して採血やバイタル測定を実施できる。院内CRCと外部CRCの間で，実施可能な業務範囲に相違があることを治験責任医師へ説明する。

❸ 治験責任医師の治験実施における考え方をもとに，どのように治験を進めていくかを相談する。

Point

◆被験者候補となる患者の選択方法，早期に契約症例数を集める方法
◆治験責任医師の治療方針（日常診療のなかでの）における治験の位置づけ
◆患者に対する治験の説明の考え方（どのように説明をするのか）など

④ 被験者とCRC間の連絡方法について治験責任医師の考えを確認する。
（連絡方法）携帯電話やメールなど
（連絡内容例）被験者からの来院日の変更連絡や来院日に持参すべき物（被験者日誌など）の案内などの事務的連絡

⑤ 院内における治験準備方法（院内各部署への治験実施の調整方法，初回挨拶や連絡方法を含む）を相談し，院内スタッフの協力を得やすい方法を決める。

Point

◆ 院内各部署（治験事務局，看護部，臨床検査部，薬剤部，医事課，診療情報管理室，事務部門他）との治験実施における進め方

◆ スタートアップミーティング（キックオフミーティング）開催方法（日程調整方法や，参加者の決定，開催場所など）

◆ 病棟（入院患者対象の治験）で治験を実施する場合は，看護師長への治験実施の説明方法など

⑥ 各種治験資材や治験責任医師が保管管理する治験関連文書の保管・管理方法を相談する。

⑦ 治験安全性情報の内容について治験責任医師の見解の確認方法を確認する。
＜確認方法の例＞
（パターン1）担当モニターが治験責任医師へメールにより見解確認を行う。
（パターン2）担当モニターからCRCが情報を受け取り，CRCから治験責任医師の見解を確認し，CRC経由で担当モニターへ報告する。

⑧ 治験担当医師とCRC間の連絡方法を決める。連絡の内容別に連絡方法を決めておくやり方もある。

Point

　具体的な内容をもとに面談，電話（医師の院内携帯電話，代表電話），メール，付箋紙（紙のメモ）など決める。面談や電話では，治験責任医師の予定を優先し，曜日や時間帯をあらかじめ決めておくとよい。具体的な内容としては，例えば以下の内容別に連絡方法を決

めておく。

- ◆ 被験者に重大な有害事象（SAE）が発生した場合
- ◆ 治験安全性情報の治験責任医師見解を確認する場合
- ◆ 治験責任医師に治験実施中の各種相談のためアポイントを取りたい場合
- ◆ 治験責任医師からCRCへの直接連絡する場合の方法

⑨ 治験責任医師から聴取した各種情報は，記録を残し，当該治験に関わるCRCの間で共有する。

SMO の CRC と院内 CRC の違いは？

　SMO の CRC は医療資格（看護師，薬剤師，臨床検査技師など）を保有していても，医療機関内で当該資格に基づく仕事，例えば，採血や調剤などはできません。

　一方，院内 CRC は医療機関の直接雇用のため採血や調剤が実施できます。院内 CRC が採血を実施している医療機関では，SMO の CRC（看護師や臨床検査技師の資格保有者）に治験用採血を実施するよう要請されることがあります。このような立場の違いは，一見わかりにくいため，SMO の CRC は院内スタッフに対し，医療資格を保有していても採血など資格に基づく仕事は実施できないことをあらかじめ丁寧に説明する必要があります。

3 院内情報収集
（院内各部署との面談）

目的

　治験データ収集にかかわる部署（臨床検査部，外来・入院看護部門，薬剤部他）の情報を収集し，治験を実施するうえで必要な業務の打ち合わせや作業の依頼を行う。

方法

　CRCが院内各部署へ出向き，各部署の治験窓口（担当者）と面談を行い，治験で発生する各種作業内容の説明ならびに収集する治験データの取り扱い（入手や記録方法など）方法について情報収集を実施する。

Point

　院内各部署の治験窓口（担当者）の氏名，連絡先や連絡方法の情報収集は，治験事務局または治験責任医師を通じて情報を入手する。

業務の実施ポイント

　治験実施において，院内各部署が実施する具体的な作業内容（収集する治験データの種類や入手・記録方法など）について，CRCが情報を入手する。そのため，CRCが治験実施内容を詳細に説明し，各部署の協力を取り付けることにより，院内における治験実施体制を構築し，質の高い治験データ収集を行うことが可能となる。

　※通常，医療機関は，日常診療の流れ（ルーチン業務）が固定（確定）されており，医療事故を防ぐためルーチン業務は細かくマニュアル化されている。治験の各種作業は，ルーチン業務と異なる作業（流れ）が発生するため，院内各部署との綿密な事前相談が欠かせない。

　※治験実施計画書で定められた治験データ収集は，院内の「収集担当部署，収集方法，収集データの記録場所」をあらかじめ特定する必要がある。それにより，治験データ収集時に対応する院内スタッフが交代しても，データ収集方法・記録場所が変わらず，治験データの品質を一定水準に保つことができる。

業務手順

　CRCは，治験開始前に，はじめに治験事務局と面談を行い，院内各部署に関する情報収集方法について治験事務局に相談を行う。治験事務局の代わりに治験責任医師に相談する場合もある。

❶　CRCは治験事務局を訪問し，面談を行う。

Point

　CRCがはじめて治験事務局を訪問する際，実施医療機関から担当CRC履歴書を持参するよう指示される場合がある。

◆ CRC履歴書の書式：院内所定書式または所定書式がない場合がある。院内所定書式は，実施医療機関HPで公開している治験各種書式中に，CRC履歴書書式が定められている場合がある。所定書式がない場合は，CRCが適宜作成することとなる。その場合は，事前に治験事務局に，治験責任医師用履歴書書式を使用するのか，それ以外では何の情報が必要かを確認しておく。（**参考資料1：CRC履歴書の書式例**）

❷　治験実施で必要な情報収集用のリスト（参考資料2：施設確認事項チェックリスト）に沿い，治験事務局経由で院内情報を収集する。治験事務局以外に院内各部署に直接確認する必要が生じることも多い。その際は，院内各部署の治験窓口となる担当者の氏名と連絡先，連絡方法を治験事務局から聴取しておく。

Point

　可能であれば，治験事務局から院内各部署窓口（担当者）を紹介してもらうと，各部署とCRCの面談がスムーズに進むことが多い。

❸　院内各部署窓口（担当者）をCRCが訪問し，治験実施に関して必要な情報を収集する。

Point

　院内各部署窓口（担当者）への訪問時の注意点：はじめに院内における治験実施の全体の流れを説明する。相手が，治験を実施すること自体知らないケースでは，当該医療機関における治験実施料や治験責任医師名，治験の内容などを説明する。治験スケジュールを用いて被験者の来院時に，各部署において治験データ収集のため発生する作業内容を理解してもらう。

❹ CRCは，各部署から収集した情報を見やすい形でまとめ記録化しておく。（参考資料２：施設確認事項チェックリスト）に更新する。

CRC による院内コーディネートが成功！

　CRC 経験が少ないとき，治験の実施件数が少ない（治験経験の少ない）医療機関を担当しました。CRC，治験担当医師や院内スタッフなど，全員が治験実施経験が少なく，治験の開始に向けた調整がとても大変でした。治験担当医師，院内スタッフと相談を繰り返し，お互いに理解を深め治験を進めました。CRC がミスをして落ち込んだときは院内の方々が慰めてくれ，治験依頼者から医療機関や CRC が褒められたときは院内の方々も一緒に喜んでくれ，良い関係を築くことができました。その後治験実施件数が増え，CRC と医療機関がともに成長したことを実感できた嬉しい経験です。

白衣を着用していることの責任を実感！

　CRC は医療機関内で作業を行う際，医療機関の指示（承諾）のもと，白衣着用で業務を行うケースがあります。CRC として，まだ数回しか医療機関を訪問していない頃，白衣を着て院内を歩いていると，一般の患者さんから採血室や外来窓口，会計や院内コンビニの場所などさまざま尋ねられます。CRC 自身もわからないことが多いのですが，患者さんは，白衣を着ている CRC も院内スタッフであり，知っていて当然との認識です。患者さんから質問されわからない時は，病院の方に聞いて患者さんへ説明するといった対応を心がけています。

参考資料1

CRC履歴書の書式例

CRC 履歴書

作成年月日：

ふりがな	
氏名	
所属機関名	株式会社クリニカルサポート
所在地	
所属・職名	SMO 事業部・治験コーディネーター
免許	□薬剤師　　　　　　取得年（西暦　　　　年） □看護師　　　　　　取得年（西暦　　　　年） □臨床検査技師　　　取得年（西暦　　　　年） □なし
資格等	日本臨床薬理学会認定 CRC

治験・製造販売後臨床試験実績（最近 2 年間程度）	項目	医薬品	医療機器
	実施件数（うち実施数）	0件（　0件）	0件（　0件）
	担当被験者総数（うち実施数）	0例（　0例）	
	主な対象疾患		

備考	

参考資料2

施設確認事項チェックリスト例

施設確認事項チェックリスト例

医療機関の実施体制

治験事務局長	氏名：	所属・役職：
	連絡先：	アポイント取得方法：
	取得可能日・時間：	
治験事務局員	氏名：	所属・役職：
	連絡先：	アポイント取得方法：
	取得可能日・時間：	
医事・会計課	氏名：	所属・役職：
	連絡先：	アポイント取得方法：
	取得可能日・時間：	
薬剤部	氏名：	所属・役職：
	連絡先：	アポイント取得方法：
	取得可能日・時間：	
検査部 （血液・尿検査）	氏名：	所属・役職：
	連絡先：	アポイント取得方法：
	取得可能日・時間：	
放射線部	氏名：	所属・役職：
	連絡先：	アポイント取得方法：
	取得可能日・時間：	
外来	氏名：	所属・役職：
	連絡先：	アポイント取得方法：
	取得可能日・時間：	

実施診療科概要

実施診療科名		
診療時間・曜日		
治験責任医師	氏名（ふりがな）：	（英語表記）：
	所属・役職：	
	連絡先：	緊急時の連絡先：
	アポイント取得方法：	取得可能日・時間：
治験分担医師	氏名（ふりがな）：	（英語表記）：
	所属・役職：	
	連絡先：	緊急時の連絡先：
	アポイント取得方法：	取得可能日・時間：

薬剤部

治験薬納入場所	
治験薬保管場所	
温度ロガー	
治験薬処方の種類	
治験薬処方～受取りまでの流れ	外来
	病棟
回収後の治験薬空シート・残薬の返却方法	

検査部

遠心分離機	
冷蔵庫、冷凍庫、温度管理、記録表の有無	
検査オーダー方法	
検体受付時間	
施設基準値一覧表の入手	

放射線部

検査機器	□X 線撮影 □CT 検査 □MRI 検査
検査オーダー方法	
検査結果の確認方法・結果が出るまでの所要時間	
受付時間	

医事・会計部

治験概要の提出方法	
保険外併用療養費（施設の原則）	
会計の流れ	

4 原資料・治験データの管理

目的

治験実施中に原資料・治験データを適切に管理し治験の品質管理を行う。

方法

　治験開始前に，実施医療機関における原資料への記録から症例報告書作成までのプロセスを決める。

業務の実施ポイント

　原資料への記録から症例報告書作成までの手順（プロセス）をあらかじめ決めておくことで，異なる作業者が対応しても治験データの品質を一定レベルに保持できる。例えば，原資料への記録の手順を決めることは，治験データの収集方法が決まることであり，同じ意味を成す。

Point

本項目中の語句を以下で説明する。
1.　原資料：治験の事実経過に係る情報や症例報告書等の元となる文書，データ及び記録（例：病院記録，診療録，検査ノート，メモ，被験者の日記又評価用チェックリスト，投与記録，自動計器の記録データ，正確な複写であることが検証によって保証された複写物又は転写物，写真のネガ，マイクロフィルム又は磁気媒体，エックス線写真，被験者ファイル及び治験に関与する薬剤部門，検査室，医療技術部門に保存されている記録等）を言う（GCP第2条）。
　　治験ごとに「原資料特定リスト」を作成し，当該治験において何を原資料として認定するのかを確定しておくことが多い。「原資料特定リスト」は治験依頼者から提供されることが多いが，実施医療機関が独自のリストを作成している場合もある。
2.　原データ：治験における臨床所見，観察その他の活動に関する元の記録及びその保証付き複写に記録されているあらゆる情報であって，治験の事実経過の再現と評価に必要なものをいう。原データは原資料（元の記録又はその保証付き複写）に含まれる（GCP

第2条）

3.　保証付き複写：使用媒体によらず，元の記録からの複写物で，元の記録の背景，内容及び構成を説明するデータを含め，同一の情報を有することが保証された（すなわち日付入り署名又はバリデートされた過程により作成された）ものをいう。複写物を元の文書（原資料，症例報告書等）の代わりとして置き換える場合には，当該複写物は保証付き複写の要件を満たすこと（GCP第2条）

4.　ワークシート：通常診療で記録しないデータを治験用に記録するためのツール

業務手順

＜原資料の管理の一例：ワークシート＞

 治験開始前に，ワークシートを作成する。可能な場合は，治験依頼者より電子にてワークシートを入手する。（参考資料１：ワークシートの例）

↓

 治験実施計画書および症例報告書をもとに，当該治験で収集する治験データの項目を確認し，ワークシート中の項目を確認する。

↓

 ワークシート中の治験担当医師が記載する箇所を特定し（例：黒太枠で囲うなど），治験担当医師が記載する箇所とCRCが記載する箇所を明確に分ける。

Point

　診療録（カルテ）とワークシートの両方に治験データの項目（記録）が重複している場合において，診療録を原資料として優先する場合では，ワークシートへの記載が不要となるため，ワークシートの該当項目（箇所）に斜線を引いておく。

↓

 ワークシートは紛失しないよう保管管理を行う。例えば，治験実施中の期間は，症例ファイルや原資料保管用のファイルを準備しその中に保管することで紛失を防止する。

Point

　ワークシートは，治験担当医師が内容を確認し署名して確定される重要な原資料である。確定後のワークシートをもとに症例報告書へ治験データが記録される。このワークシートを紛失すると，症例報告書へ記録された治験データの元となる原資料が紛失したことになり，治験が適切に実施されていないことにつながる。

↓

⑤ 治験終了後のワークシートの保管管理方法は，治験責任医師用書類保管ファイルとともに原資料用の保管ファイル内で保管する。なお，実施医療機関内において，原資料保管に関する規則がある場合は，それに従う。

＜治験データの管理例：治験プロセス管理＞

① 治験実施計画書および症例報告書をもとに収集する治験データ項目を確認し，治験データ項目ごとに治験データの入手担当者，原資料への記録方法や記録担当者・記載先（原資料名）・保管場所などを治験責任医師とともに確定し，一覧にまとめる。(参考資料2：治験プロセスリストの一部)

Point

◆ 治験データの項目ごとに決める必要があるため，CRCは治験責任医師に確認しながら，院内各部署の治験担当者の役割に基づき確定する。必要に応じて，各部署の治験担当者に作業内容（流れ）を確認する。

◆ 原資料へ記録する際に注意すべき事項がある場合は，備考欄に記載する。

② 作成した治験プロセスリストに，治験責任医師の確認日・署名の記入を依頼し，治験ごとの治験責任医師ファイルに保管する。

Point

治験責任医師に確認しながら治験プロセスリストを作成している間，担当モニターにも治験プロセスリストの内容を確認してもらい，当該治験における治験データの記録プロセスに問題点がないかをチェックしてもらう。

③ 治験開始後は，事前に定めた治験プロセスリストに従い治験データを記録する。

④ 治験プロセスリストの内容に変更が生じた場合や，インシデント防止策としてプロセスを変更した場合は，変更後のプロセスを治験責任医師が確認し改訂する（改訂版へ確認日，署名を記入）。

Point

◆ 改訂版の治験プロセスリストについても，あらかじめ担当モニターに内容を確認してもらい，改訂後のプロセスに問題点がないかをチェックしてもらう。

◆ 複数のCRCが同じ治験に関わる場合は，治験プロセスリストの内容を共有し，作業手順の統一を図る。

参考資料1

ワークシートの例

被験者識別コード：_____

Visit1：Day1（ベースライン）	
来院日　Date of visit	20　　　/　　　　/
来院の種類 Visit type	□治験実施医療機関　Study center □治験実施医療機関以外　Other than study center □電話　Telephone
新たな AE の有無	□無　　□有（AE ワークシート作成）
併用薬剤の使用の有無	□無　　□有（併用薬剤ワークシート作成）
他院受診の有無	□無　　□有（治験参加カードの提示）
新たな他院の受診	□受診していない □受診した 　医療機関名：_____ 　参加カードの提示：□有　□無
バイタルサイン Vital signs	
実施日　Date of assessment	□来院日と同日 20　　　/　　　　/
血圧（収縮期/拡張期） Blood pressure（Systolic/Diastolic）	/　　　　mmHg （座位で 5 分間安静後に実施）
脈拍数　Pulse rate	bpm （座位で 5 分間安静後に実施）
体温　Body temperature	℃
臨床検査 Laboratory test	
実施日　Date of assessment	□来院日と同日 20　　　/　　　　/
薬物動態用採血 Pharmacokinetic assessment	
採血日時 Date/Time of specimen collection	□来院日と同日 20　　/　　　　/　　_____：_____（24 時間表示）

記載者署名：_____　　Date　　　/　　　/

治験担当医師署名：_____　　Date　　　/　　　/

参考資料2

治験プロセスリストの例

治験実施計画書番号	
実施医療機関名	
作成年月日（版数）	
治験責任医師	

■治験同意取得時以前

治験データ項目		治験データの入手		原資料			備考
分類	項目	入手者	記録手順	記載者	記載先（原資料名）	保管場所（ファイル名）	（注意事項等）
同意説明同意取得	医師による説明	医師	組み入れ基準への合致が期待される患者に対して、説明文書を用いて治験の概要を説明する	医師	同意書	症例ファイル	
	CRCによる補助説明	CRC	治験参加に興味を持った患者に対して、説明文書で補助説明を行う	CRC	同意書	症例ファイル	
	被験者による意思表示	被験者	治験参加意思を確認する	被験者	同意書	症例ファイル	
	医師による文書同意の確認	医師	文書により同意したことを確認する		診療録	電子カルテ	
被験者背景	同意取得日	医師	被験者が記載した同意書を入手する	被験者	同意書	症例ファイル	
	生年月日	―	被験者の保険証情報から入手する		診療録	電子カルテ	
	性別	―	被験者の保険証情報から入手する	―	診療録	電子カルテ	
	他科・他院受診状況の確認		被験者聴取にて確認し、記録する	CRC	ワークシート	症例ファイル	
併用薬	薬剤名	医師	治験参加前の診療録に記載されている	医師	診療録	電子カルテ	CRCが全ての情報をワークシートに集約する
	投与量・投与経路	医師	治験参加前の診療録の情報を確認する	医師	診療録	電子カルテ	CRCが全ての情報をワークシートに集約する
	投与開始日	医師	治験参加前の診療録の情報を確認する	医師	診療録	電子カルテ	CRCが全ての情報をワークシートに集約する
	投与終了日	医師	治験参加前の診療録の情報を確認する	医師	診療録	電子カルテ	CRCが全ての情報をワークシートに集約する
	投与理由	医師	治験参加前の診療録の情報を確認する	医師	診療録	電子カルテ	CRCが全ての情報をワークシートに集約する
病歴	原疾患	医師	診療録に記載されている	医師	診療録	電子カルテ	CRCが全ての情報をワークシートに集約する
	合併症	医師	診療録に記載されている	医師	診療録	電子カルテ	CRCが全ての情報をワークシートに集約する
	既往歴	医師	診療録に記載されている	医師	診療録	電子カルテ	CRCが全ての情報をワークシートに集約する

■治験実施中

治験実施項目		治験データの入手		治験データの記録			備考
分類	項目	入手者	記録手順	記録者	原資料名	保管場所	（注意事項等）
被験者情報	Visit日	CRC	規定日を確認し、評価・検査実施日を記録する	CRC	ワークシート	症例ファイル	
	被験者識別コード	医師	ルールに従い名簿を作成する	医師	被験者スクリーニング名簿	責任医師ファイル	
適格性	選択除外基準	医師	治験責任医師/分担医師が基準を確認し、記録する	医師	ワークシート	症例ファイル	
	登録日・登録結果	医師	Web登録後に結果を入手する	医師	登録結果メール	症例ファイル	Web登録の場合、メール画面を印刷し保管する
	不適格の場合その理由	医師	プロトコルを確認し、理由を記録する	医師	ワークシート	症例ファイル	
バイタル	血圧	CRC	自動血圧計の測定結果記録を入手する	機器	自動血圧計の記録用紙	症例ファイル	感熱紙（原本）をコピーし、コピーとともに保管する
	脈拍数	CRC	自動血圧計の測定結果記録を入手する	機器	自動血圧計の記録用紙	症例ファイル	感熱紙（原本）をコピーし、コピーとともに保管する
	体温	看護師	体温計を用いて測定し、記録する	CRC	ワークシート	症例ファイル	
身体的所見	身長	看護師	自動身長計を用いて身長を測定する	機器	自動身長計の記録用紙	症例ファイル	感熱紙の場合はコピーをとり、コピーとともに保管する
	体重	看護師	自動体重計を用いて体重を測定する	機器	自動体重計の記録用紙	症例ファイル	感熱紙の場合はコピーをとり、コピーとともに保管する

【検体検査関係】

治験実施項目		治験データの入手		治験データの記録			備考
分類	項目	入手者	記録手順	記録者	原資料名	保管場所	（注意事項等）
臨床検査/採血	検査オーダー	医師	検査指示を入力する	医師	診療録	電子カルテ	
	検査結果	臨床検査技師	検体処理後、検査結果報告書を作成する	機器	検査結果報告書	電子カルテ	
	検体発送（外注）	CRC	検体発送伝票に記録し、発送する	―	―	―	
臨床検査/採尿	検査オーダー	医師	検査指示を入力する	医師	診療録	電子カルテ	
	検査結果	臨床検査技師	検体処理後、検査結果報告書を作成する	機器	検査結果報告書	電子カルテ	
	検体発送（外注）	CRC	検体発送伝票に記録し、発送する	―	―	―	

5 治験用各種資材ならびに治験薬搬入, 外注検査キット使用のための事前確認

目的

治験依頼者が実施医療機関に対して治験用各種資材や治験薬※注を搬入する際, CRC が受け入れ側（実施医療機関）の支援を行うため, 搬入から受け入れまでの流れを理解する。また, 治験データ収集時に使用する外注検査キットの管理方法および使用方法を理解する。

（※注）医療機器や再生医療等製品の治験では, 治験薬と異なる手順で実施医療機関に搬入され, 管理が行われる。

方法

＜治験用各種資材の搬入＞

治験開始前に, CRCが担当モニターに治験用各種資材の種類と搬入日程を確認し, 院内受け入れ体制の準備を進める。

Point

治験用各種資材：同意説明文書・同意文書, 各種マニュアル（EDC入力マニュアル含む）, ワークシート, 被験者用日誌（紙媒体, 電子機器）, 症例ファイル（治験実施で必要な書類などが被験者単位で管理できるように準備されたファイルのこと）他, さまざまな資材が, 治験のデータ収集のために院内に搬入される。

＜治験薬の搬入＞

治験薬管理者が担当モニターと相談し, 治験薬搬入時の受け入れを担当する。CRC が治験薬の搬入支援を行う場合がある。

Point

医療機器や再生医療等製品の治験では, それぞれの管理者は治験薬管理者と異なるケースが多い。搬入方法や保管管理場所, 温度管理方法など, 製品固有の手順が定められている。

＜外注検査キットの搬入，管理，使用のための事前準備＞

　CRCが担当モニターと相談し，外注検査キットの搬入などの調整を行う。

業務の実施ポイント

・**治験用各種資材**：CRCが保管管理を担うため，紛失しないよう整理管理を行うことが重要である。治験実施途中で，交換する資材（被験者用電子日誌など）では古い資材の返却が必要なケースもある。

・**治験薬の搬入**：治験薬管理者が担当し，CRCが関与しない場合もあるが，治験薬の搬入の流れは理解しておく。特に治験薬管理手順書の内容はCRCも理解しておく必要がある。

・**外注検査キット**：国際共同治験では，外注検査キットは海外から直接実施医療機関へ発送されてくるケースがある。外注検査キットを院内で確実に受理するための準備をCRCが行うことで，紛失を防止する。外注検査キットの使用期限の管理もCRCが行い，期限切れのキットを用いて，治験用検体が採取されないよう管理を工夫する。

（参考資料1：外注検査キットのチェックリスト例）

（参考資料2：治験薬・治験資材の例）

参考資料1

外注検査キットのチェックリスト例

- ☐ 検査キットの内容確認
- ☐ 検査キットの不備がないか
- ☐ 検査キットの使用期限の表示方法，使用期限切れの確認方法
- ☐ 検体処理・保存方法の確認
- ☐ 検体回収のタイミングの確認
- ☐ 検体回収依頼の連絡方法の確認
- ☐ 検体キットの予備はどのように準備されているか
- ☐ 検査キットが不足した場合の連絡先，納入までの最短の時間
- ☐ 保管場所の確認

参考資料2

治験薬・治験資材の例

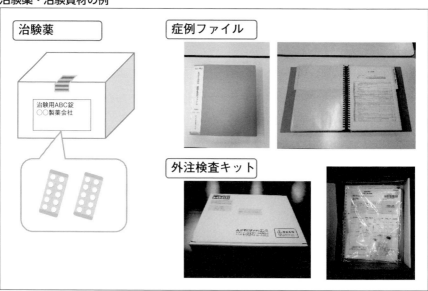

業務手順

＜治験用各種資材の搬入＞

❶ CRCが担当モニターから治験用各種資材を受理する。

❷ 担当モニターより，搬入された治験用各種資材の使用法や保管管理の注意事項，追加で発注を依頼する場合の注意点などを確認する。

Point

　被験者用の日誌が電子記録媒体（スマートフォン型やタブレット型など）で提供されるケースがある。それらの操作方法や操作不具合発生時の対処方法，交換方法や，被験者が何らかの事情（パスワード忘れや，物理的に操作できないなど）により，操作できない場合の対応などについて，治験開始前にCRCは担当モニターから対応方法の指示を受ける。治験実施後に，被験者からCRCが電子記録媒体の操作不具合発生について連絡を受けるケースがある。そのような場合の対応体制を担当モニター，治験担当医師（不具合内容により治験担当医師への連絡が必要な場合がある）なども事前に取り決めておくとよい。

　被験者から直接入手できる被験者の健康状態に関するデータを電子的に収集する形態のことをe-PRO（Electronic Patient Reported Outcome）とよぶ。

院内設備が治験条件を満たさないことってあるの？

　治験は通常の診療と異なる対応が発生します。大学病院の治験で，治験用の採血検体の遠心分離に治験用の条件（高速遠心）が設定されており，大学病院では設備がそろっているはずなので，高速遠心処理は実施可能と思い込みました。しかし，事前の打ち合わせ時に，高速遠心分離機は設置されていないことが判明。急遽，治験依頼者が高速遠心分離器を医療機関へ貸与することになりました。たとえ研究活動を実施している大学病院であっても，治験用の条件を満たす機器が設置されているかの事前確認が必要であることを経験しました。

＜治験薬の搬入＞

❶ 治験薬管理者が治験薬管理手順に沿って治験薬の搬入および治験薬管理を実施できるようCRCが支援を行う。例えば，治験薬の温度管理方法が治験薬管理手順を遵守しているかを確認し，温度計の校正記録の入手や，必要時には温度ロガーの設置を補助する。

Point

治験薬は未承認薬であり，厳重な保管管理が必要となる。保管時の紛失防止のため鍵付棚で管理を行う。また適切な温度管理も必要となる。不適切な管理下で保管された治験薬が被験者に投与されることがないよう，治験薬保管管理（特に温度管理）の重要性をCRCは理解しておく必要がある。

❷ 治験薬の搬入が治験実施期間中に複数回発生する場合では，担当モニターと治験薬管理者間での搬入日程調整が支障なく進むよう，必要に応じて治験薬搬入日時の調整支援を行う。

Point

治験依頼者は，運搬業者などを用いて，治験薬の搬入および回収を行うことができる。運搬業者の搬入都合で，搬入時間指定ができない場合が多い（何時から何時といった指定ができず，午前中，午後など幅広い時間での搬入予定となる）。

＜外注検査キット使用のための事前確認＞

❶ 院内における外注検査キットの搬入先と保管場所を確保する。

❷ 外注検査キットの搬入について担当モニターに事前に確認する。

搬入前の確認項目例

搬入に先立ち，発注方法を担当モニターへ治験開始前に確認する。例えばCRCが発注する，担当モニターへ依頼する，自動発注により発送される方法がある。

＜確認例＞

・CRC発注：検査キット発注方法（Web，FAXなど）や発注後の搬入までにかかる日数など。

・担当モニターへの依頼による発注：担当モニターへの連絡方法，連絡後の搬入までにかかる日数など。

・自動発送方法：自動発送のタイミングなど。

※海外から発送されてくる場合の注意

発送伝票の宛名が英語表示で院内へ到着するケースがある。CRCが搬入受け入れを担当する場合は，CRC宛に確実に届くように，担当モニターへ希望する宛先を連絡しておく。

Point

◆各施設ごとに外注検査キットの保管場所が異なる。そのため搬入先は，院内のどこの部署宛に発送してもらうかを，治験事務局に確認しておく。

◆搬入される外注検査キットの形状，大きさ，個数など：外注検査キットが収納されている箱の形状（外箱のみ，外箱の中に小分けされた小箱があるなど），各箱の大きさ（縦横，高さ），搬入される箱数などを事前に担当モニターを通じて情報を入手する必要がある。院内の保管場所は，大きさに制限があるため，搬入された箱が収納しきれない可能性がある。

❸ 外注検査キットをCRCが受理する。

❹ 搬入された外注検査キットの使用期限を確認する。

Point

　外注検査キットの使用期限の管理は重要である。搬入された検査キットごとに使用期限を管理し，使用期限が切れたキットを誤って使用しないようCRCが管理を行う。

　使用期限切れのキットの廃棄方法は事前に担当モニターへの確認が必要。外注検査会社に返却できない場合は，院内で廃棄処分を行う必要がある。治験事務局に廃棄方法を確認しその指示に従い廃棄を行う。

❺ 外注検査キットの使用方法をCRCは確認しておく。確認先は，担当モニターではなく，外注検査会社の担当者に直接確認するケースが多い。

Point

◆CRCは外注検査受託会社の担当者より，検体の採取や処理手順などの詳細情報を入手し，採取から処理・回収までの流れを理解しておく。

◆実際に治験用の検体採取や処理を担当する臨床検査部の担当者と，外注検査会社の担当者間で打ち合わせを行い，採取後の処理や検体回収までの保存方法（保存温度など）の確認を実施してもらう。CRCが2者間の打ち合わせ用日程調整を行うこともある。

◆治験用検体を外注検査会社の担当者が回収する場合，回収方法（回収日程や時間など）について，CRCが事前に外注検査会社の担当者へ連絡するケースが多いため，連絡方法を事前に確認しておく。

6 各種Log作成
Training Log（Certificate），Delegation Log，Signature Logなど

目的

治験のためのトレーニングを受講した担当者によって，治験が適切に行われていることを確認できる書類を作成する。

方法

Logは目的に応じてそれぞれの手順に従い作成する。

＜Logの例＞

1. Training Log（Certificate）：治験に関わるものが治験開始前に，必要なトレーニングを受講したことを記録（証明）するもの。トレーニング終了後に作成。

2. Delegation Log：治験を実施するうえで，治験責任医師が治験業務を依頼した対象者（治験分担医師，CRC，治験に関わる院内スタッフ，治験責任医師自身も含む）の，治験実施における役割（タスク）を明確に示すもの。デリログと称される。

3. Signature Log：治験で使用する署名（英語署名，日本語署名，イニシャルなど）を登録するもの。2と3は同一の書類となっていることもある。

業務の実施ポイント

治験ごとに作成するLogが規定されているため，担当モニターにCRCが必要なLogを確認する。作成したLog原本を紛失しないよう管理保存に注意が必要である。

業務手順

＜Training Log（Certificate）＞

 担当モニターへタスクごとに必要なトレーニング内容を確認する。

↓

 CRCに必要なトレーニングをWeb受講する。

Point

　Web受講の際には，GCPトレーニング，EDC操作トレーニングなど複数種類の受講が発生する。受講時間を確保したうえで受講を開始する必要がある。

↓

 Training Log（Certificate）を出力する。

↓

 治験責任医師ファイルに出力したTraining Log（Certificate）を保管する。

↓

⑤ 担当モニターからTraining Log（Certificate）複写の提供依頼があった場合は，提供する。（参考資料1：Certificateの例）

参考資料1

Certificateの例

Certificate of completion

Csc EDC Essentials for Clinical ResearchCoordinators

Name : Hanako　Chiken
Date of Completion : 10 - MAY - 2020
Application : Csc EDC

Csc Systems

＜Delegation Log（Signature Log）＞

① 担当モニターよりDelegation Log案を入手。
（参考資料2：Delegation Log（デリログ）の例）

② 治験責任医師が治験業務を依頼した対象者ごとのタスクを決定する。

③ CRCは治験で定められたタスクごとに必要なトレーニングを受講後，治験中に使用する署名（英語署名，日本語署名，イニシャルなど）を登録する。

④ 治験責任医師はCRCによる治験業務開始日を設定し，Logに記録する。

⑤ 治験責任医師ファイルにDelegation Logを保管する。

↓

⑥ 担当モニターからDelegation Log複写の提供依頼があった場合は，提供する。

↓

⑦ 変更（削除・追加）が発生した場合は，治験責任医師がその都度最新のLogに更新する。

Point

- ◆CRCの手元管理用にLogのコピーをとっておく。治験実施中に発生する治験担当医師の簡易署名が，Logで登録された署名と相違がないかを確認する。また事前に定められたタスクの実施者が間違いがないかを確認する。などで使用する。
- ◆「署名・印影一覧」は，症例報告書を作成した治験責任医師・治験分担医師，およびCRCの署名と症例報告書作成に使用する印鑑を捺印したもの。治験依頼者へ提出（登録）する。
- ◆Delegation Log は Delegation Of Authority（DOA）とも言う。
- ◆各種トレーニング後に，治験で必要な種々のID／パスワードが付与される。それらは，各自が責任を持ち管理し，他人のID／パスワードを共有し使用しないこと。

不適切となる問題事例

- 治験責任医師・治験分担医師，被験者用の治験関連システムのID／パスワードをCRCが代行して管理した（ID／パスワードを記載したメモや書類をCRCが代行で保管，暗記していたなど）。

※本人以外が代行で保管することは不適切な行為であり禁止されている。

不正行為となる問題事例

- 治験責任医師・治験分担医師のID／パスワードでアクセスし，CRCが代行して電子署名を行った→電子署名なりすまし
- 治験責任医師・治験分担医師・その他治験スタッフのWebトレーニング（ICH-GCP・EDC）をCRCが代行して実施した→トレーニングなりすまし
- 他治験スタッフに代わりDelegation LogにCRCが代筆した→なりすまし署名
- 被験者用のe-PROへの入力をCRCが代行して実施した→なりすましによる不正入力行為

※第三者が本来の利用者になりすまして，不正アクセスやなりすまし署名などを行った場合，データ改ざんにつながる重大なリスクとなるため，不正行為は絶対に行わないこと。

参考資料2

Delegation Log（デリログ）の例

					Page _____ of _____	
Product				Site No/Name		
Protocol No				Investigator		

Name	Signature and Initials	Study Role	Delegated Responsibilities	Start Date (dd-mmm-yyyy)	End Date (dd-mmm-yyyy)	Investigator Signature and Date (dd-mmm-yyyy)

Delegated Responsibilities

01 = Obtain Informed Consent	05 = Access Safety Reports	09 = Administer IP
02 = Determine Subject Eligibility	06 = Entries and/or Corrections to CRF Data	10 = IP Management Activities (non-prep/non-admin)
03 = Medical Assessments	07 = Prescribe IP	11 = Collect and/or Process Biological Samples
04 = Regulatory/IRB/IEC Activities	08 = Prepare IP	12 = Other Protocol-related Activities - *Specify*

7 スタートアップミーティングおよび治験開始直前対応

目的

　スタートアップミーティング（キックオフミーティングともよばれる）は，治験開始に向けて，治験責任医師，治験事務局を中心に，院内で治験に関わる各部署担当者（治験担当者）が一堂に集まり，各部署の役割（治験で発生する作業）を互いに確認しあい，治験開始に備えるため開催する。あわせてCRCの役割（業務内容）への理解を促すための説明を行う場でもある。

　また，治験開始の直前には，治験業務開始に問題ないことを確認し，院内各部署に治験開始の連絡を行う。

方法

　スタートアップミーティングは，CRCが治験責任医師（または治験事務局）と相談のうえ，開催方法を決める。治験に関係する院内各部署（臨床検査部，薬剤部，医事課，看護部他）の治験担当者を集合させ，集合ミーティングとして開催することが多い。担当モニターが同席する場合や，各部門単位でミーティングを開催することもある。院内で行うミーティングとなることから，CRC主体で治験責任医師（または治験事務局）と相談しながらセッティングを行う。

業務の実施ポイント

　スタートアップミーティング開催の目的は，院内各部署の治験担当者が集合し，院内における治験の流れを共有することにより，治験が支障なく進むことである。

　スタートアップミーティング開催準備方法は，CRCが治験責任医師に相談し準備を進める場合，治験事務局と相談して準備を進める場合，双方に相談しながら準備を進める場合など，施設により異なる。

業務手順

＜スタートアップミーティング準備＞

 治験責任医師や治験事務局とスタートアップミーティングの日程，出席者，スタートアップミーティングの内容（流れ）について相談を行い，日程と開催場所，スタートアップミーティングの内容を決定する。担当モニターが参加する場合は，担当モニターの都合も確認する。

↓

 CRCは，スタートアップミーティング席上でCRCが説明する内容（治験実施の流れに関する資料や，治験担当医師，CRC，その他院内スタッフの業務分担内容を確認できる資料など）を作成する。（参考資料1：治験業務フロー例）

↓

③ 担当モニターがスタートアップミーティングに同席し，担当モニターから治験に関する説明を行う場合は，スタートアップミーティングの時間配分をCRCが担当モニターと事前に打ち合わせを行っておく。

Point

　事前にCRCと担当モニターが打ち合わせを行うことで，スタートアップミーティングの進行を予定どおり進めることができる。院内各部署の参加者が多忙のため，予定時間を超えた開催とならないよう注意が必要。

↓

 院内各部署の治験担当者にスタートアップミーティング開催日程を連絡し，出席を依頼する。

↓

 担当モニターが参加し，席上説明を行う場合では，出席人数を担当モニターに伝え配布資料を人数分準備するよう依頼する。

↓

 スタートアップミーティング開催前に，治験責任医師（または治験事務局）と開催時の内容や流れについて最終確認を行う。

＜スタートアップミーティング開催当日＞

 当日は，開催時間前にCRCが開催場所の準備を行う。

↓

 開始後は，事前に準備したスタートアップミーティングの進行予定にあわせ，CRCが司会進行を行う。司会進行は治験責任医師や治験事務局，担当モニターが実施する場合があり，その場合では，CRCは進行をサポートする。

↓

 治験実施に関する各部署の役割や作業流れについて，被験者の院内における動線を中心に席上で確認を行う。

↓

 スタートアップミーティング席上で，検討課題が出された場合，その場で課題解決を行うことが望ましい。時間がない場合は，後日，課題を提議した部署の担当者と，治験責任医師，治験事務局と相談を行い，対応を決定する。

↓

⑤ 追加決定事項は，CRCが関係する部署へ連絡する。

＜治験開始直前の対応＞

 CRCは，治験開始前の最終チェックとして，以下の項目を確認する。
- ・治験契約締結日（実施医療機関と治験依頼者間）
- ・治験支援業務委受託契約締結日（実施医療機関とCRC所属会社）
- ・治験分担医師・治験協力者リスト（実施医療機関の長の指名日）
- ・各種Log（Log作成日や治験責任医師の署名日）
- ・治験薬搬入状況
- ・同意説明文書と同意文書（必要部数，担当モニターより入手しておく）
- ・その他治験実施で必要な書類や資材　　など

（参考資料2：治験開始直前確認リスト）

⬇

 院内各部署の治験担当者へCRCから治験開始予定を連絡する。

Point

　連絡する治験開始予定とは，連絡先の相手により異なる。例えば臨床検査部の採血担当者には，治験用採血開始予定を連絡する。外来看護師や外来医事課担当者には，被験者候補患者が来院する予約日を伝えることで，治験開始への準備を促す。治験薬管理者には，被験者への治験薬払い出し開始予定日を伝える。など

⬇

 スタートアップミーティングの際の課題について協議した結果を，必要に応じて関連部署へ説明する。

⬇

④ 院内各部署の作業流れに問題がないかを各部署の治験担当者に最終確認を行い，必要があれば最終調整を実施し，治験開始に支障が生じないよう準備を進める。

参考資料1

治験業務フロー例

実施医療機関名：＿＿＿＿＿＿＿＿
治験名：＿＿＿＿＿＿＿＿

	被験者	治験担当医師	臨床検査部(採血室)・生理検査	薬剤部	医事課/経理課	CRC(治験コーディネーター)	確認事項
前観察期開始時から投与開始時まで	②治験参加打診 ・同意説明 ③同意	①被験者候補の適格性検討 ④同意取得・症例登録 ⑤診察 ・問診 ・バイタルサイン測定(身長・血圧・脈拍) ・臨床検査オーダー実施 ・検査結果確認 ・治験薬・救済薬処方 ・次回診察予約	⑥各種検査実施 ・臨床検査(採血・採尿) ・12誘導心電図検査	⑦調剤 治験薬	⑧会計	●カルテスクリーニング ●説明文書による治験説明補助 ●登録補助作業(又はFAX登録) ・Web登録 ・登録結果確認(FAXの場合は返信FAXを確認) ●診察同席 ●検査スケジュールの管理 ●治験開始連絡票の提出	★医師からの紹介方法 候補患者のピックアップ方法 ★作業場所は? ・CRC待機場所 ・同意説明補助の場所 ★どのPCで登録を行うか? ・FAXの送信先は? ★診察同席の可否

(次頁へ続く)

（参考資料1の続き）

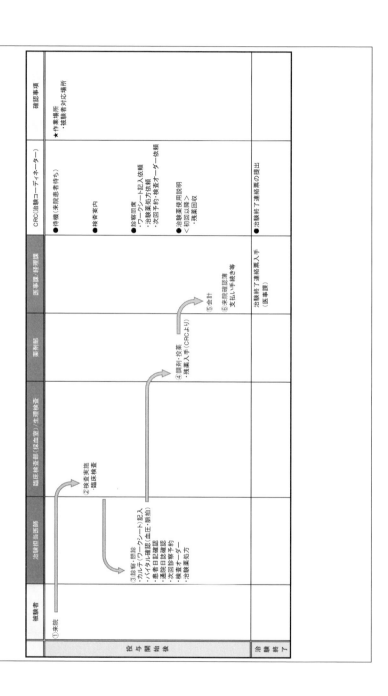

参考資料2

治験開始直前確認リスト

	項目	確認結果			
☐	治験分担医師・治験協力者リストは，長が了承している	20	年	月	日了承
☐	治験審査結果通知書（書式5）は，長より通知済みである	20	年	月	日通知
☐	治験契約書は，締結（受領）済みである	20	年	月	日締結
☐	委受託契約は，締結済みである	20	年	月	日締結
☐	治験薬／治験機器は，搬入の調整済みである	☐ 調整済			
☐	外注検査キットは，搬入の調整済みである	☐ 調整済			
☐	その他，各種Log確認，被験者用治験資材の搬入他				

※治験開始直前確認リストの項目は，治験ごとに必要な準備資材や書類などにあわせて追加する。

治験開始後

1 被験者候補となる患者の選定補助
　（カルテスクリーニング）

2 被験者候補患者への同意説明・
　同意取得の補助

3 被験者の治験登録補助業務

4 治験担当医師対応
　（被験者の診察対応支援）

5 被験者対応支援
　（被験者の来院管理）

6 有害事象・重篤な有害事象の対応

7 治験中止時の対応

8 症例報告書（CRF）作成補助

9 モニタリングへの対応

1 被験者候補となる患者の選定補助 （カルテスクリーニング）

目的

　治験担当医師が被験者候補となる患者を選び出し，治験実施計画書の基準に適合した候補患者を選択するため，CRCが治験担当医師の指示のもとで患者の選定補助を行う。被験者選定補助作業をカルテスクリーニングとよぶことがある。

方法

　被験者候補となる患者を探す方法は，既存の患者（現在治療のため治験実施科を受診中の患者）から探す方法と，同じ実施医療機関の他科を受診している患者（治験実施中の科は受診していない）や他の医療機関を受診中の患者から探す方法など複数の方法がある。

　被験者候補となる患者を探した後，治験担当医師へ対象患者を報告する。

業務の実施ポイント

　被験者候補となる患者の選定は，治験担当医師が行う業務である。その業務をCRCが支援するため，治験担当医師の患者選定の考え方（方針）に従い実施することが重要である。また，治験開始時に決めた患者の選定方法で候補患者が見つからない場合は，早めに他の方法を治験担当医師と相談し，治験契約期間内に契約症例数の被験者を集められるよう作業を進める。

業務手順

被験者候補患者の抽出方法

＜カルテスクリーニング方法＞

治験担当医師の指示・許可のもと，治験実施計画書で設定されている基準（選択基準，除外基準）に適合した患者を，患者のカルテの情報をもとに探し出す。

❶ 治験担当医師と相談し，被験者候補患者の抽出方法を決定する。
例えば，以下の（ア）～（ウ）のような方法がある。
（ア）治験担当医師の受け持ち患者の中から，カルテスクリーニングを実施し，候補患者をピックアップする。ピックアップ方法は以下のような方法がある。
ⅰ）診察予約患者からピックアップする。
予約患者情報の入手方法，手順を検討する必要がある。
ⅱ）疾患名別患者リストからピックアップする。
医事課や薬剤部などで保存されている電子データをもとに，疾患名や処方薬のキーワードを設定し，患者の抽出を依頼する。
（イ）治験担当医師が想定している候補患者を紹介してもらう。
治験担当医師からCRCへの紹介方法や手順を決めておく。
（ウ）他科の患者の中から候補患者を探す。
治験実施科以外の他科の医師の患者の中から候補患者を探す場合は，治験担当医師から他科医師の承諾を得てもらう必要がある。
他科の医師の許可が出た後，カルテスクリーニングを行う。

❷ 被験者候補患者として抽出された患者のカルテをもとに，治験実施計画書で設定されている基準（選択基準，除外基準）に適合しているかどうかを確認する。

＜他医療機関より被験者候補の紹介を受ける方法＞

❶ 他医療機関の受診患者の中で，被験者の候補患者がいた場合，治験担当医師へ紹介してもらう。紹介依頼用の手紙を作成する。

Point

◆ 他医療機関から患者を紹介してもらうための方法は，被験者募集手順の一つであり，治験審査委員会の承認が必要となる。

◆ 治験担当医師は，他医療機関から患者を紹介してもらうための依頼用の手紙を作成する。紹介依頼の手紙の作成をCRCが支援することが多い。（参考資料１：他院からの患者紹介用手紙例）

❷ 作成した手紙を他院へ発送する。

Point

他医療機関への患者紹介依頼用の手紙の発送方法は，実施医療機関の担当窓口（医療連携室など）から発送することが多い。実施医療機関における担当窓口や紹介依頼用の手紙の発送方法の確認が必要となる。

＜院内での被験者候補患者の募集方法：ポスター掲示やリーフレット配布，ホームページによる被験者募集など＞

❶ 被験者候補患者の募集用ポスター掲示や，リーフレット配布，病院ホームページに募集内容を掲載する方法など，院内における候補患者の募集方法を治験担当医師と相談する。

Point

◆ これらの募集方法も，治験審査委員会の承認が必要となる。

◆ ポスター掲示，リーフレット配布，病院ホームページ掲載などの方法で候補患者の募集を実施する場合は，実施医療機関内ルール（ポスター掲示場所，リーフレット配置場所，ホームページ掲載の事前審査など）に従う必要があるため，院内ルールを治験事務局に確認する。

❷ 治験審査員会の承認を得た後，院内ルールに従い，ポスター掲示やリーフレット配布，病院ホームページへの掲載を行う。

被験者候補患者の抽出後の対応

❶ 治験担当医師に報告するために，スクリーニング結果一覧表を作成する

⬇

❷ 作成した一覧表をもとに，治験担当医師に被験者候補患者としての適格性の最終判断を依頼する。

Point

治験担当医師は，被験者候補患者の適格性を判断する際，治験実施計画書の基準（選択基準，除外基準）以外に，患者の性格や生活環境など多角的に検討し判断する。治験担当医師が判断する際の考え方をCRCは理解しておく。

Point

被験者としての適格性の判断では，治験実施計画書に記載された，被験者自身による服薬管理やe-PROへのデータ入力（パスワード設定およびパスワードの自己管理），紙面調査票への記入が確実に行われるかどうかを確認する必要があるため，CRCは注意する。

便秘？　下痢？　実は…　被験者さんの意外な告白

治験中に下痢と便秘を繰り返していた被験者さん。治験開始からしばらくたったときに，CRCへこっそりと「実は中学生の頃から過敏性腸症候群になり，恥ずかしくて言えなかった。便秘気味と話した。」と話されました。すぐ治験担当医師に報告。治験担当医師が被験者さんの状態確認を行い，治験参加基準を確認した結果，除外基準に該当する疾患ではなかったため治験はそのまま継続しました。若い患者さんの場合，症状や疾患名を言いたくない（違う言葉で医師に伝えたり，話さないなど）場合もあることを認識し，注意して対応する必要があると思いました。

参考資料1

他院からの患者紹介用手紙例

年　月吉日

○○病院

××××科

＿＿＿＿＿＿＿＿＿＿＿＿＿＿先生　御侍史

○○病院

××××科

担当医師：○○　　○○

連絡先：

拝啓

　秋晴れの候，時下，益々ご清栄のこととお喜び申し上げます。日ごろより格別のご高配を賜り，厚く御礼申し上げます。

　さて，現在，当院では腰椎椎間板ヘルニアを対象とした下記の治験を実施しており，患者様にご協力をお願いしております。つきましては，○○先生におかれましてはご多忙のこととは存じますが，現在，貴院に来院している腰椎椎間板ヘルニア患者様のうち，本治験にご協力をお願いできる方がいらっしゃいましたら，ご紹介を賜りたいと存じます。

　ご多忙の中，大変恐縮ではございますが，何卒よろしくお願い申し上げます。

敬具

記

対象疾患：腰椎椎間板ヘルニア

選択基準の要約：

1. MRIで○○か○○にヘルニアが一つ認められる患者
2. ○○に12週間以上継続する坐骨神経痛を有する患者
3. 12週間以上保存療法を実施しているが，改善が認められず，手術への移行を望まない患者
4. 上記1，2を満たす患者のうち，過去に腰椎手術を受けたことのない患者
5. 腰椎椎間板ヘルニア以外の腰椎疾患を有さない患者
6. 20歳以上80歳以下の患者
7. 妊娠中，授乳中ではない患者

治験の期間：同意後，約5年間

スケジュール：治験薬注射時10日間入院，その後，外来診察へ移行

以上

2 被験者候補患者への同意説明・同意取得の補助

目的

　GCPを遵守した被験者候補患者への同意説明が実施され，患者の自由意思に基づく同意取得が実施されることを目的とする。

方法

　治験担当医師が行う同意説明および同意取得の作業をCRCがサポートするため，被験者候補患者への対応を行う。

業務の実施ポイント

　治験担当医師によるGCPを遵守した同意説明および同意取得が実行されるよう，CRCは治験担当医師と被験者候補患者の双方をサポートする必要がある。特に，被験者候補である患者の人権を保護し，患者が自由意思に基づき治験参加可否を判断できるよう，CRCは，患者からの各種質問に対して情報を提供し，患者が十分に考えることができる環境づくりを行うことが大切である。

業務手順

＜事前準備＞

被験者候補患者への同意説明が実施される前の事前準備を行う。

 同意説明文書・同意文書および任意の遺伝子学的検査の説明文書・同意文書，他に同意説明用の補助資料などの内容を理解する。
【内容を理解するためのポイント】
1) 治験目的や治験段階，対象疾患に対する治験の位置付け
2) 治験に参加しなかった場合の他治療内容との相違点
3) 治験参加により生じる利益と不利益
4) 治験スケジュール
   例えば，来院の回数や間隔，来院規定日からの許容範囲（日程変更が可能な範囲のこと），検査内容や採血量（1回の来院における合計血液採血量），治験期間（有害事象の追跡調査期間も含む））
5) 予想される副作用（過去の発現例，発症例数，重篤性，軽快時期など）と期待される効果
6) 過去に発生した重篤な有害事象の内容（死亡例や因果関係の有無）
7) 健康被害補償について
8) 併用禁止薬，併用制限薬（現在服薬中の薬剤との相互作用）
9) 治験参加中の生活上の注意事項・治験に関する遵守事項
10) 治験参加中の被験者が支払う医療費（自己負担分の費用変化）や補助される費用面（保険外併用療養費の支給対象外経費や被験者負担軽減費の金額・支払い方法）など

⬇

❷ 治験担当医師の同意説明方法（医師の治験に対する考え方や治験用の説明方法など）を確認する。

Point

　治験担当医師は，治験薬の説明を「新薬」や「新しい治療」などの表現で患者に説明する場合や「治療の一環として治験を紹介する」などの考えがあるため，CRCは治験担当医師の説明意図（内容）を事前に確認し，その意図を反映させながら同意説明補助を行う。

⬇

 同意説明補助の練習を行う。
　CRCとして同意説明補助の経験数が少ない場合は，事前に同意説明補助のロールプレイングを実施する。

Point

　同意説明文書を自分で読むだけでは，相手への伝わり方が不明となるため，患者役（他のCRCなど）を相手に同意説明補助の練習を行うとよい。

1)　被験者候補の患者が，治験の同意説明文書の内容を理解しやすいように平易な言葉で説明する。

2)　挨拶や自己紹介の仕方を具体的に行う。

3)　同意説明補助チェックリストを使用し，説明補助時の注意点や改善すべき点を患者役とCRC間で意見交換する。

　（参考資料1：同意説明補助チェックリスト例）

被験者さんの家族が激怒！？

　被験者さんが来院予定日に来院されず連絡がつかないため，事前に被験者さんから教えてもらった連絡先に電話を入れました。すると電話に出たご家族の方より，被験者さんが数日前に心筋梗塞を発症し入院中であることが判明。さらに，電話で応対されたご家族は，被験者さんが治験に参加されていたことを知らず，治験が心筋梗塞の原因では？と激怒されました。同意説明補助の際，患者さんにはご家族とも話し合いご自分の自由意思で治験参加を決めるよう説明しましたが，ご家族に相談せずご自身だけの判断で治験参加されている被験者さんがいることを認識しました。以来，状況に応じてご家族が治験の参加をご存知か？　了承されているか？　なども確認するようになりました。

女性が二人登場…　正妻？　それとも？

　患者さんが救急車で運ばれた際，同乗していた奥様に医師が病状と治療について説明を行いました。その後，患者さんの処置がひと段落したため，医師が今後の治療ならびに治験の話をしようとしたところ，同席した女性は，救急車に同乗されていた奥様と違う方（？）でした。後々，治験説明に同席していた女性は正妻ではないことが判明しました。治験では代諾者同意が承認されている場合があり，代諾者になる人の身元確認（患者さんとの関係性）も必要であることを経験しました。

＜同意説明補助の実施時＞

　治験の同意説明補助の実施にあたり，GCPに基づき同意説明文書に記載されている項目を全て被験者候補患者に説明する（情報を提供）必要があることをCRCは理解しておく。

❶ 治験担当医師は被験者候補患者に対して，同意説明を実施し治験参加の打診を行い，その後CRCが同意説明補助を実施する。
　※治験担当医師は，治験同意説明終了後，同意文書に，治験担当医師の説明日と署名を記入する。

Point

　可能であれば，CRCは，治験担当医師が被験者候補患者に治験参加を打診・同意説明を行う診察に同席し，治験担当医師の説明内容を患者とともに聞き，患者の反応を観察する。診察へ同席不可の場合は，対象患者に対する同意説明時の注意点などを事前に治験担当医師と打ち合わせをして確認しておく。

❷ 治験担当医師の説明に沿った形で同意説明補助を行う。
　1）　治験担当医師から患者に紹介された後，挨拶と自己紹介を行う。
　2）　同意説明をする時間はどのくらいの時間をもらえるのかを，患者に確認する。
　3）　治験担当医師の治験打診および同意説明に同席できなかった場合は，患者に治験担当医師からどのような説明を受けているかを確認する（治験担当医師とCRCの説明内容に不一致が生じないようにする）。
　4）　同意説明文書を開き，CRCと患者が同じ部分を見られるように工夫し，説明を開始する。
　5）　平易な言葉でゆっくりとした話し方で早口にならないように気をつけながら同意説明文書に沿って説明し，途中，複数回にわたり十分な質問時間をとり，患者が質問しやすい雰囲気をつくるように工夫する。

Point

　「質問はありますか？」という問いかけより，「XXXの部分の説明でよくわからなかった点や不安に感じた点，気にかかった部分などありましたか？」というように，患者が理解できない部分を具体的に聞き取るような工夫を行う。

③ 外来診療時の治験打診の場合は，診察後，被験者候補患者が同意説明文書を持ち帰り，自宅でゆっくりと読み直し，治験へ参加するかどうかを自由意思で決定する流れを説明する。

Point

◆ 外来患者対象の治験において，上記の流れでいったん自宅に同意説明文書を持ち帰るパターン以外に，治験担当医師が同意説明を実施した当日中に，同意取得，治験開始となる治験のパターンがある。同意説明と同意取得および治験開始が同一日の場合は，同意説明（同説明補助を含む）後，一定時間を確保し，被験者候補患者が十分に考える時間ができるよう調整する必要がある。

◆ 入院患者対象の治験は，外来患者対象の治験と同様に，家族が来院したときに患者が家族に相談し，治験参加可否を決定する場合が多い。家族に対して，治験の説明を求められた場合は，治験担当医師から家族に対して説明を行い，その後にCRCが説明補助を行う。

◆ 急性期疾患（心筋梗塞やくも膜下出血などの急性期疾患など）対象の治験では，患者の意識がないケースがある。その場合は患者の代わりに家族など（代諾者）へ治験参加の打診と同意説明が実施される。

④ CRCによる同意説明補助実施後，同意文書にCRCが説明補助者として説明補助日と署名を記入し，患者へ渡す。

Point

　CRCによる同意説明補助を終了した後，治験担当医師の診察に戻るのか，診察は終了しているため会計などに移動してもらうのかといった患者の動線を，事前にCRCが治験担当医師に確認しておく。

Point

　治験参加中の生活上の注意事項，治験に関する順守事項をきちんと守れるかどうかや，治験スケジュールどおりに来院できるかなどについて詳しくCRCが説明を行う。被験者候補患者が各種事項を順守することが難しそうな場合は，治験担当医師にその旨を報告し，判断を仰ぐこと。

＜同意取得の補助の実施＞

治験の同意の取得および同意文書交付は治験担当医師が実施し，CRCが補助を行う。

❶ 治験担当医師が，診察時，治験参加についての意思確認を被験者候補患者へ行い，同意する意思が示された場合は，同意文書へ被験者の署名，同意日を記入させ，治験担当医師も日付と署名を記入する。その後，CRCも同意文書に日付と署名を記入する。

Point

◆ 治験担当医師は，カルテに同意取得実施を記録する。

◆ 被験者候補患者に対して，治験参加可否を考えるための十分な時間が確保されていた証跡のため，同意説明実施および同意取得時刻をカルテなどの原資料へ記録する治験もある。

❷ 被験者へ患者保管用の同意説明文書と同意文書の写しを渡す。被験者の署名入りの同意文書原本は被験者に渡さないよう注意する。

Point

◆ 被験者へ患者保管用の説明文書と同意文書の写しを渡す前に，日付や署名などの記載漏れがないか確認する。

◆ 同意説明文書と同意文書が一体となった形式が大半である。同意文書の部分のみ複写になっており，被験者が署名した同意文書の原本のみを切り離し，同意説明文書と同意文書の写しが一体となった書類一式を被験者に渡す。

❸ 同意文書の原本は，医療機関保管用（治験担当医師用としている場合もある）として所定の場所に同意取得当日中に保管する（紛失防止のため）。

Point

　実施医療機関の取り決めにより，治験事務局保管用の複写が発生する場合があるため，事前に院内ルールを確認しておく。なお，その場合は，同意文書の部分は，原本以外に2部（被験者用と治験事務局用）複写できるようになっており，同意文書写し部分（複写分）が切り離しできる形式となっている。

同意説明補助チェックリスト例

同意説明補助チェックリスト例		
チェック項目	○ or ×	コメント
自己紹介ができている		
患者に説明を聞いている時間があるか確認している		
この治験の目的についての説明ができている		
治験責任医師の氏名，所属および連絡先の説明ができている		
治験の方法，スケジュールの説明ができている		
予測される治験薬の効果および予測される被験者に対する不利益について，説明ができている		
治験に参加しなかった場合の，他の治療法に関する説明ができている		
治験に参加する期間の説明ができている		
治験の参加をいつでも取りやめられることの説明ができている		
治験に参加しないこと，または参加を取りやめることにより被験者が不利益な扱いを受けないことの説明ができている		
被験者の秘密が保全されることを条件に，モニター監査担当者および治験審査委員会が原資料を閲覧できることの説明ができている		
被験者に係る秘密が保全される旨の説明ができている		
健康被害が発生した場合に必要な治療が行われることの説明ができている		
保険外併用療養費の説明ができている		
被験者負担軽減費の説明ができている		
説明途中や説明後に，患者に質問する十分な時間を作っている（質問しやすい雰囲気を作っている）		
威圧感がなく，おどおどした感じがなく自信をもって説明に取り組んでいる		

3 被験者の治験登録補助業務

目的

治験担当医師が，治験実施計画書に従い選択基準を満たし除外基準に抵触しない被験者を治験登録センターに登録する際，円滑に登録作業が進むようCRCが補助を行う。

方法

被験者の治験登録方法は治験により異なる。インターネット上のサイト経由（IWRS：Interactive Web Response System やEDC：Electronic Data Capture）での登録が大半である。他に登録用紙をFAXで送信し，返信FAX（連絡）を受信し登録する方法や，国際電話の音声システム（IVRS：Interactive Voice Response System）を利用した電話での登録などがある。

業務の実施ポイント

被験者の治験登録とは，治験実施計画書で規定された登録センター（治験毎に特定の登録センターが用意されている）への登録作業を完了することをいう。治験実施計画書により，治験登録方法，登録時期が異なるため，CRCが登録手順を理解しておく必要がある。

業務手順

❶ 事前に被験者の登録手順を確認しておく。
【事前準備ポイント】
 1) 登録に必要な情報を事前にマニュアルなどで確認する。
 2) 登録作業に必要なトレーニングの完了（治験担当医師, CRC）状況を確認する。
 3) インターネット上のサイトを使用する登録では, 使用するサイト, アカウントが有効かどうかなどを確認する。
 4) 登録が必要なタイミングを確認する（同意取得時, 一次登録, 二次登録, 割付などの登録タイミング）。
 5) FAXや国際電話の音声システムを使用する場合は,使用場所の機器を確認する。
 6) 登録作業を実施する前に, 治験担当医師が登録基準を満たしているかどうかを最終確認し, その後登録作業を開始する。

Point

> 登録作業は治験実施計画書に沿って実行される。治験担当医師以外にCRCが登録作業を行うことが可能な場合がある。治験実施計画書および担当モニターへの事前確認が必要となる。

❷ 登録手順（マニュアル）に沿い登録作業を行う。

❸ 登録後に表示されるWeb画面や登録サイトから受信したメール・FAXは印刷し保管する。

Point

◆ 国際電話の音声システム登録の場合やFAXによる登録の場合, 実施医療機関によっては, 国際電話が使用できる電話や使用できるFAXが決められている場合がある。また, あらかじめ院内において申請が必要な場合があるので治験事務局の事前確認が必要である。

◆ 国際電話の音声システムなどで登録を行う場合, 後日メールやFAXなどで症例登録確認票や薬剤割付票が届く。届く場所やFAXの出力場所などを確認し, CRCの手元に確実に届く方法を確認しておく。（参考資料1：症例登録用紙の例や適格確認書の例）

◆ CRCはFAXの送信に不慣れな場合が多いため, FAXの送信方法（例：初めに「0（ゼロ）」を入力してから所定の番号を入力する「ゼロ発信」, 紙面の表と裏のどちらを設定するかなど）を確認しておくこと。

◆ FAXの誤送信に注意する。

参考資料1

症例登録用紙の例

AB-001 症例登録用紙
○○患者を対象とした AB-001 臨床治験

AB-001 治験登録センター
受付時間／月曜日〜土曜日　8:00〜20:00（但し、祝祭日は除く）
FAX：0120−○○○−6○○　　TEL：0120−○○○−6○1
登録の際には本用紙に楷書にて直接ご記入の上ご送信頂くか、
もしくは登録センターまで直接お電話をお願い致します。
※受付時間外にご送信いただいた場合、登録結果の返答は翌稼働日となりますのでご了承下さい。

実施医療機関名・診療科名	D 病院	
担 当 医 師	治験 太郎	＊治験責任医師もしくは治験分担医師のみ可
希望結果返答方法	■ TEL と FAX 【TEL 03 - 33○○- 44○○　　　（内線55○○　　）】	
	□ FAX のみ 【FAX　03 - 33○○- 44○○　　　　　　　　　　　】	

患者イニシャル	（姓）　T　（名）T	院内患者識別コード	D-10
性　　別	■男　　□女	生年月日	1960 年　　12月　　1 日
本人文書同意取得日	20XX 年　4 月　1 日	治療開始予定日	20XX 年　4 月　20 日

項目	測定値		測定日
血圧	収縮期：＿＿126＿＿ mmHg ※180mmHg 以下 拡張期：＿＿78＿＿ mmHg ※110mmHg 以下		20XX 年4月1日
AST	18	IU/L	※施設正常範囲上限の 2.5 倍未満	20XX 年4月1日
ALT	22	IU/L	※施設正常範囲上限の 2.5 倍未満	20XX 年4月1日
血清クレアチニン	0.74	(mg/dL)	※2.0mg/dL 以下	20XX 年4月1日

	選 択 基 準	はい	いいえ
(1)	治療開始前 8 週以内の検査で○○症であることが確認された患者。	■	□
(2)	患者と同居もしくは近くに在住し、治験期間を通して同一の介護者が臨床評価時に立ち会える患者。	■	□
(3)	在宅外来患者。	■	□
(4)	独立歩行可能もしくは補助具の使用により歩行可能な患者。	■	□
(5)	事前に治験計画を説明し、患者本人の自由意思による同意を文書により得られた患者。	■	□

	除 外 基 準	はい	いいえ
(1)	年齢が 20 歳未満、76 歳以上の患者。	□	■
(2)	妊娠中、授乳中の女性、妊娠している可能性のある女性、および本治験期間中に妊娠を希望する女性。	□	■
(3)	悪性腫瘍で現在加療中の患者。	□	■
(4)	自己免疫性疾患に罹患した既往や現在加療中の患者。	□	■
(5)	治療に際し危険性があると考えられるアレルギー素因がある患者。	□	■
(6)	重篤な心血管系疾患を有する患者（発症後6ヵ月以内の急性心筋梗塞、重篤な不整脈や心不全、脳梗塞や脳出血などを含む脳血管障害）。	□	■
(7)	収縮期血圧 80mmHg 以下の低血圧症患者。	□	■
(8)	治験期間内に入院または介護施設への入所の可能性が高い患者。	□	■
(9)	過去 6 ヶ月以内に他の臨床試験に参加していた患者。	□	■
(10)	その他、医師が治験対象として不適当と判断した患者。	□	■

（次頁に続く）

適格確認書の例

○○症患者を対象とした AB-001　10mg 及び 20mg の 4 週間投与時の有効性をプラセボと比較し AB-001 の安全性を検討する二重盲検、無作為化、平行群間、多施設共同、第Ⅲ相試験

適格確認書

本症例は、適格症例として登録いたしましたので、ご連絡申し上げます。

割り付け登録年月日	20XX年 4 月 10 日
判定結果	適格
割り付け番号(薬剤番号)	33 組 1 番

医療機関名	D 病院
診療科名	消化器内科
治験責任（分担）医師名	治験　太郎
被験者識別コード	D-10
被験者イニシャル	（姓）T　　（名）T
性別	男性
生年月日	1960 年 12 月 1 日
同意取得日	20XX 年 4 月 1 日
治験薬投与開始予定日	20XX 年 4 月 20 日
血圧	収縮期：126　mmHg 拡張期：78　mmHg
検査値	AST：18　IU/L　　（基準値上限：40 IU/L） ALT：22　IU/　　（基準値上限：45 IU/L） クレアチニン：0.74　mg/dL　　（基準値上限：1.04mg/dL）

※　その他,選択基準に適合し除外基準に抵触しないことが確認された症例

以上、不明点がございましたら、下記登録センターまでお問い合わせください。

AB-001 登録センター

TEL:0120-○○○-6○○　　FAX:0120-○○○-6○1

月曜日〜土曜日　9：00〜17：00　　（日曜、祝日を除く）

4 治験担当医師対応
（被験者の診察対応支援）

目的

治験がスムーズに進行するよう，CRCが治験担当医師を支援する。

方法

治験担当医師が治験実施中に行う業務の中で，被験者への対応および治験に関係する各種書類作成をCRCが支援する。

業務の実施ポイント

CRCは，日常診療と治験の両立で多忙な治験担当医師とのコミュニケーションを工夫し，被験者対応および治験書類作成の支援を行うことで，治験担当医師の負荷が軽減され，治験がスムーズに進行する。CRCは事前準備が必須である。

おっとびっくり 事例

お煎餅？　お菓子？…　実は漢方薬だった！

　治験の説明をする際，医師やCRCは患者さんに必ず現在使用中の薬を確認し，点眼薬や塗り薬などの外用薬，サプリメント・健康食品，漢方薬（漢方のお茶を含む）などまで，治験に影響を及ぼす可能性がある医薬品を使用していないか注意深く聞き取り調査を行います。ある被験者さんが，治験参加後しばらくしてから，CRCに何気なく漢方薬の名前を話しました。注意深く聞くと，治験に参加する以前から日常的に摂取しており，薬ではなくお煎餅（お菓子）だと思い食べているとのこと。被験者さんは，自分が食べていたものはお煎餅（お菓子）であり薬だと思わず，まさか報告が必要なものだと思っていなかったとのこと。結果，その漢方薬は併用禁止薬に該当せず治験参加適格性に問題がなかったため治験継続となりました。患者さんからは嗜好品を含めさまざまな角度から注意深く話を聞く必要があると実感した経験でした。

業務手順

　治験担当医師が行う治験関連業務は多岐にわたる。治験開始前のWebトレーニング受講や治験依頼者および院内各部署との調整，被験者候補患者の選定，同意説明，同意取得，治験実施中の被験者の診察（安全管理と質の高い治験データ収集），書類の保存管理などであり，CRCの支援が不可欠となる。治験担当医師が被験者を診察する際のCRC作業手順を以下に示す。

＜診察時の支援＞

　被験者診察にCRCが同席する場合，CRCが治験実施計画書を持参し，治験担当医師が治験実施計画書を閲覧（確認）できるよう準備しておく。

❶　被験者の治験用診察前にCRCが被験者と面談する。

Point

＜目的＞治験担当医師の診察前に，診察時に被験者が医師へ報告する内容の有無を確認しておくことで，被験者からの報告忘れを防ぐことができる。

＜対応例＞前回の診察から今回の診察までの間で，何か体調変化や他院受診などがあれば診察時に医師へ伝えるよう説明する。他院受診経験がある場合は，そこで処方された薬の名前がわかるもの（お薬手帳など）を持参しているか確認しておき，持参していれば診察時に医師へ見せるよう準備を行う。

❷　ワークシート作成補助およびカルテ記載の依頼。
治験で収集するデータや必要な記録は，治験担当医師がワークシートまたはカルテに記入する（「原資料・治験データの管理」の項目〔30頁〕参照）。治験担当医師による記録漏れの有無をCRCはチェックし，確実に記録を残してもらうよう注意する。

Point

◆ワークシートは所定の保管場所に保管する。医療機関が定めた保管場所と保管方法に沿い対応する。例えば，電子カルテ中にPDF化して取り込む，被験者の紙媒体の各種記録とともにファイルする，症例ファイルに保管するなどの方法が用いられる。

◆ワークシートのへ記入は鉛筆を絶対に使用しないこと。

❸ 治験用各種検査結果の確認
院内検査結果，外注検査結果など，被験者の検査結果を治験担当医師が確認できるよう支援する。

Point

◆ 外注検査結果：FAXで院内に届いていることが多いため，診察時に検査結果が記載されたFAXを持参する。

◆ 院内外の検査結果ともに，診察時に必ず治験担当医師に検査結果（異常値の有無，時系列での検査データの推移）を見てもらい，被験者の治験継続に問題がないかどうかを判断してもらう。

◆ 減量休薬基準および中止基準への抵触がないか，有害事象と疑われる所見がないかなどを治験担当医師に確認してもらう。

❹ 次回治験来院時用の検査オーダー依頼
検査のオーダーはすべて治験担当医師が行うため，治験担当医師が治験用のオーダーを実施しやすいよう工夫する。

Point

<オーダー依頼方法>メモを渡す，あらかじめ院内検査オーダーシステム内で簡易にオーダーできる準備をするなど，検査種類や院内ルールをもとに事前に治験担当医師と相談した方法で実施する。

<画像検査（エコー，CT，MRIなど）予約>画像検査は，事前予約が必要なことが多く，治験実施計画書に規定された許容範囲内に実施できるよう，治験担当医師に予約オーダーを依頼する。また，画像検査は治験実施計画書で撮影条件が規定されていることが多く，オーダー時の注意事項（コメントの入力など）の入力が必要な場合は，治験担当医師に依頼する。

❺ 治験薬処方依頼
治験担当医師が診察により被験者の治験継続を決めた後，治験薬の処方を依頼する。

Point

◆ 大半の治験では，治験用診察ごとにIWRSで割付登録を行い，割付番号，用量・用法などの情報がメール送信されてくる。メールを出力し治験担当医師へ渡し，内容を確認し

た後に治験薬の処方を実施してもらう。
◆ 検査結果による用量・用法の変更時，治験実施計画書に沿った治験薬の漸増期，漸減期 などは，治験担当医師が治験実施計画書通りに対応できるよう支援を行う。

⑥ 次回治験用の診察予約の依頼
治験スケジュールに沿って，次回の診察予約を依頼する。

Point

被験者の都合・治験担当医師の休診その他理由により，来院日を変更せざるを得ない場合も考えられるため，治験実施計画書に規定された許容範囲を具体的な日付として事前に確認しておくと，慌てずに対応できる。

⑦ 必要書類への署名依頼
診察時に治験担当医師が署名する必要がある書類へ署名を依頼する。

Point

被験者来院確認簿，外注検査結果報告書などへの署名を実施してもらう。被験者来院確認簿は，実施医療機関により様式が異なるため，事前に治験事務局へ確認しておく必要がある。

⑧ 有害事象発生時の対応
「有害事象・重篤な有害事象の対応」の項目（86頁）参照。なお，治験用診察時に，有害事象，臨床検査値の変動により，追跡調査が発生した場合は，検査項目，許容範囲を治験実施計画書をもとに治験担当医師に確認し，治験用の来院スケジュールを調整する。

⑨ 診察後に，治験担当医師にワークシートおよびCRFなどへの記入を依頼する。
「症例報告書作成補助」の項目（100頁）参照。

5 被験者対応支援
(被験者の来院管理)

目的

被験者の治験用診察来院時の院内対応が，円滑・確実に行えるようCRCが支援を実施する。

方法

被験者の治験用診察の来院時，CRCが治験担当医師や院内スタッフを支援し，被験者への対応を実施する。

業務の実施ポイント

治験実施中の被験者は，CRCを信頼しさまざまな質問や相談を行うことが多い。被験者が安全かつ安心して治験に参加し続けることができるように，CRCは治験担当医師と協力し治験を進める。CRCの自己判断で被験者の質問や相談に答えず，治験担当医師の判断および指示を必ず仰ぐこと。

おっとびっくり 事例

市販の外用薬は薬ではない？

治験参加中の被験者さんに併用薬の確認を行う際，「他院にかかってもらったお薬はありましたか？　市販の風邪薬や胃薬などは使っていませんでしたか？」という質問で確認を行っていました。あるとき，被験者さんとの何気ない話から，市販の湿布薬と目薬を使ったことが発覚。被験者さんから「飲み薬だけ伝えればよいと思っていた」「市販の目薬や湿布も報告する必要があるんだね」と言われ，患者さんの中には，市販薬の湿布薬・目薬・座薬やサプリメントなどは薬ではないと考える方もいるため，被験者さんの目線も持ち質問することが大切と実感した体験でした。

業務手順

被験者の来院管理は来院前と来院当日に大別される。

被験者来院前

❶ 被験者登録後，被験者来院スケジュール一覧表（参考資料1：被験者来院スケジュール一覧表）を作成する。

Point

◆ 担当モニターから被験者単位で管理が可能な「治験スケジュール表（自動計算表）」を入手できる場合がある。使用する場合は，来院スケジュールを算出する演算式に誤りがないか，治験実施計画書をもとに自己チェックする必要がある。

❷ 被験者単位の治験スケジュール日程（予定）管理を行うため，事前に被験者へスケジュールを伝えておく。

Point

◆ 治験スケジュールは，同意説明補助時に同意説明文書をもとに説明しているが，同意取得後は，具体的な来院予定日（年月日）を被験者へ伝える。来院日ずれの許容の範囲が治験実施計画書中に定められており，被験者の予定をもとに来院スケジュール調整が必要な年月日を特定しておく。

◆ 治験担当医師へ被験者の都合で来院日程調整が必要な年月日を伝えておき，来院日のずれが許容範囲内で調整できるよう注意する。

◆ 急きょ予定日に来院できなくなった場合は，早めにCRCへ連絡を入れるよう被験者に伝えておく。

◆ 被験者とCRC間で連絡を取り合うことに関して，事前に治験担当医師の許可を得ておくこと。連絡目的は主として来院確認や来院日程変更，来院時に持参する治験資材（被験者アンケートや被験者日誌など）の確認などであることを伝えておく。被験者が精神的にナーバスな場合（治験対象疾患の影響や本人のキャラクターなど）では，治験担当医師はCRCと被験者が直接連絡を取ることを望まないケースがあるため。

❸ 治験来院の前日に被験者へ連絡を入れ，予定どおり来院可能か確認を行う。

Point

◆ 前項同様に，被験者とCRCが連絡を取り合うことを治験担当医師が許可した場合に実施すること。

◆ 院内の予約変更方法を事前に確認しておく。医師の診察予約以外に画像検査など特殊検査の予約が入っている場合，治験担当医師が検査予約の空枠を確認してから診察日程を変更すべき場合がある。予約変更発生時の治験担当医師への連絡および予約変更方法などを事前に確認しておく。

◆ 事前に来院変更の希望の連絡が入った場合は，来院日程の許容範囲を考慮し，治験担当医師の診察スケジュールに合う日程で調整する。

＜来院調整におけるイレギュラーなケース＞

　急に治験の中止が決定した場合，被験者の来院日程調整を速やかに行う必要が発生する。CRCは治験担当医師を支援しながら，治験実施計画書で規定された治験中止時の対応がスムーズに進むよう調整を行う。

　突然発生する事態に備え，治験中止時に実施すべき診察や検査の内容は，必ず治験実施計画書をもとに事前に確認しておく。

　急な治験中止とは，

・治験担当医師の判断による被験者の治験中止（検査結果などをもとに，臨床上の判断により治験担当医師が治験中止を決定する）

・治験依頼者からの連絡による治験実施全体の中止発生　など

参考資料1

被験者来院スケジュール一覧表

被験者来院スケジュール一覧表											
治験名			施設名			診療科名					
被験者識別コード	氏名	カルテID	同意取得日	登録日	投与開始日	4週後	6週後	8週後	12週後	16週後（終了）	中止時

被験者来院当日

❶ 被験者の来院確認（院内到着確認）を行う。院内で被験者と特定の場所で待ち合わせを行う，院内システム上で到着確認を行うなどの方法がある。

Point

◆ 規定来院日の予約時間に被験者の来院がない場合は，被験者へ連絡を入れ，当日の来院が可能であるのかを確認する。

◆ 当日来院可能だが，来院時間が遅れる場合は，治験担当医師に予定時間からどの位遅刻するのか（予測した遅刻時間）を報告し，当日予定していた診察や検査を予定通り実施できるのかを確認する。予約時間への遅刻発生時は，治験用の特殊画像検査などが当日キャンセル扱いとなり，検査日程の再調整が必要なケースがある。また，治験担当医師の都合により，遅刻した被験者への治験診察が実施不可となるケースもある。

◆ 当日中に来院できない場合は，来院可能な日時を確認し，治験担当医師と被験者の予定を調整し，別の来院日を設定する。その場合，治験ごとに来院日程の変更期間（許容範囲日数）が異なるため，治験実施計画書や治験スケジュールを確認し，許容範囲内で再調整を行う。

❷ 被験者の診察へ同席
「治験担当医師対応」(73頁)，「有害事象・重篤な有害事象の対応」(86頁)，「治験中止時の対応」(96頁) の項目参照。

❸ 治験薬の残薬・空PTP包装シート（包装）やボトルなど，被験者が自宅から返却用に持参したものを回収する。

❹ 被験者負担軽減費の書類対応
被験者の来院ごとに支払われる，被験者負担軽減費の書類（被験者来院確認簿など）の処理を行う。実施医療機関ごとに書類の処理対応は異なるため，事前に書類処理方法を確認しておく。

❺ 検査などへの案内や同行（被験者エスコートとよぶことがある）
治験実施計画書の手順に従い治験で必要な検査を実施するため，検査の順番や場所を案内する。

Point

◆ CRCは, 検査に必要な資材（外注検査キットなど）を持参し, 検査に同行することが多い。

◆ 治験用の画像診断検査では, 治験用の検査指示（撮影方向や画像指定など）が指定されていることが多いため, その場合は, 検査実施直前に検査担当者に再度説明を行うと間違いなく撮影が実行される。

◆ 採血時間の記録：治験によっては, 採血時間の記録が必要なケースがある。採血実施者に採血時間の記録を残してもらうよう事前調整が必要である。

◆ 特殊な検体処理（分注管を事前冷却, 遠心分離回転数が特有の回転数, 検体採取後から遠心分離開始までの時間が決まっているなど）が必要な場合がある。治験開始前に採血および採血後の処理担当部署と十分な打ち合わせを実施しておく。

◆ 外注検査では, 事前の検体回収連絡が必要な場合が多い。決められた手段で回収連絡を行う。

❻ 会計の案内：医事課との連携

治験薬投与中は, 検査費用を治験依頼者請求用として計算する必要がある。会計担当（医事課）は, 被験者が支払う費用（会計）の計算のため, 必要な書類が院内で定められていることが多い。被験者が負担する費用と治験依頼者が負担する費用を分けて計算するよう会計時に申し出る必要がある。

❼ 治験薬の服用方法（使用方法）の説明

被験者に処方された治験薬は, 薬剤部窓口から被験者へ渡す方法, CRCが被験者へ渡す方法などがある。初回治験薬の服用を開始するときは, 服用方法を間違えないよう十分に説明を行う。

Point

◆ 治験薬を見せながら被験者へ服用方法（使用方法）を説明するとわかりやすい。ただし服用時に被験者自身で包装から取り出す治験薬は, CRCが開封してはならない。

◆ 治験薬の飲み忘れや過量投与がないように, 別紙や薬袋に服用方法の注意を記入する（参考資料2：服薬説明書の例）。高齢者などへはPTP包装シートに日付を記載するなど工夫する。

◆ 治験薬を服用後の空PTP包装シートや空ボトルの回収, 残薬の返却方法について説明する。

◆ 被験者に家族が同行している場合は, 家族にも治験薬の服用方法を説明し協力を得る。

◆ 服用方法がわかりにくい治験の場合は, 被験者の事前許可のもと, 治験薬服用開始後（2

～3日後），被験者へ連絡を入れ服用状況を確認するとよい。

服薬日誌の記録方法の説明
⑧　治験薬の服用記録を残す場合は，紙媒体や電子機器が使用される。紙媒体は記録の残し方（使用する文具の指定やチェックの入れ方など）を説明し電子機器の使用では，操作方法を説明する。（**参考資料3：服薬日誌の例**）

治験に関する相談業務
⑨　被験者からの治験に対する疑問や不安をCRCが聴取した際は，治験担当医師に報告し対応指示を受ける。特に，医学的判断を必要とする相談や訴えの場合は，CRCが独断で判断したり被験者へ指示を出すことが絶対にないよう注意すること。

治験終了後の対応
⑩　院内規定に従い治験終了書類の提出補助を行い，会計担当（医事課）へ治験終了の連絡をする。

補足

1.　被験者のスケジュール管理

　　複数の被験者が治験に参加している場合は，スケジュール管理に注意すること。

2.　CRC不在時の準備

　　不測の事態でCRCが医療機関へ訪問できなかったり，有害事象発生などで突発的に被験者が来院したりするなどCRCが不在であった場合でも，治験が確実に進行するように準備を整えておく。

3.　電話などでの追跡調査・生存調査

　　治験責任医師より指示された場合は，聴取内容を記録し治験担当医師に報告する。

参考資料2

服薬説明書の例

【治験薬の服用について】

> 次回の来院日は ＿＿＿月 ＿＿＿日です。お忘れにならないようにしてください。

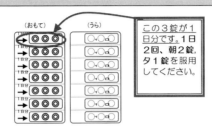

この3錠が1日分です。1日2回、朝2錠、夕1錠を服用してください。

シート

1）1日に飲むお薬の数は3錠です。

　　朝食後に2錠、夕食後に1錠服用してください。

2）お薬を服用したら、服薬日誌に服薬錠数等を記入してください。

3）もし飲み忘れても、決して翌日にまとめて飲むようなことはしないでください。また飲み忘れた日がいつであったかを次回の来院日に教えてください。

4）お薬のシートは捨てないでください。

5）次回来院するときに、シートごと（飲み忘れや飲み残しのお薬はそのまま）持参して、当病院の　治験コーディネーター　に必ず渡してください。

6）お薬を服用中に気になる症状が出た場合には担当の先生に必ず連絡してください。

7）お薬の中には、使用してはいけないお薬があります。他院で処方されたものやご自分で買ったものをお飲みになる前に、一度担当医師または治験コーディネーターまでご相談ください。

8）この薬について心配なことや、わからないことがありましたら、いつでも遠慮なく下記の先生または治験コーディネーターへお問い合わせください。

　　担当の先生：治験　太郎　　　　　　　電話03（〇〇〇〇）〇〇〇〇
　　治験コーディネーター：〇〇

参考資料3

服薬日誌の例
（表紙）

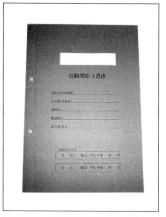

［記入欄］

※治験薬は担当医師の指示に従ってのんで下さい。

	治験薬を のんだ日	朝にのんだ 治験薬の数	夜にのんだ 治験薬の数
1 日目	＿＿月＿＿日	＿＿錠	＿＿錠
2 日目	＿＿月＿＿日	＿＿錠	＿＿錠
3 日目	＿＿月＿＿日	＿＿錠	＿＿錠
4 日目	＿＿月＿＿日	＿＿錠	＿＿錠
5 日目	＿＿月＿＿日	＿＿錠	＿＿錠
6 日目	＿＿月＿＿日	＿＿錠	＿＿錠
7 日目	＿＿月＿＿日	＿＿錠	＿＿錠
＿ 日目	＿＿月＿＿日	＿＿錠	＿＿錠
＿ 日目	＿＿月＿＿日	＿＿錠	＿＿錠
＿ 日目	＿＿月＿＿日	＿＿錠	＿＿錠

	治験薬を のんだ日	朝にのんだ 治験薬の数	夜にのんだ 治験薬の数
＿ 日目	＿＿月＿＿日	＿＿錠	＿＿錠
＿ 日目	＿＿月＿＿日	＿＿錠	＿＿錠
＿ 日目	＿＿月＿＿日	＿＿錠	＿＿錠

ここから下は，受診日当日に記入して下さい。

＿＿月＿＿日（＿＿日目）
前回診察時にお渡しした治験薬は，今のこっていますか？
（○をつけて下さい。）

(1) いいえ

(2) は い ⇒何錠のこっていますか？ ＿＿＿＿錠
（のこっている錠数をかいて下さい。）

＿＿月＿＿日（＿＿日目）
前回診察時にお渡しした治験薬は，今のこっていますか？
（○をつけて下さい。）

(1) いいえ

(2) は い ⇒何錠のこっていますか？ ＿＿＿＿錠
（のこっている錠数をかいて下さい。）

※のこった治験薬は，必ず病院に持参し，担当医師に渡して下さい
ありがとうございました。

データ欠損？… 残検体でセーフ！

　薬物動態測定用の血液検体の処理が発生する治験において，採血後，転倒混和後そのままの血液を分注管へ分注し，冷凍保管する手順でした。検査担当者が処理手順を勘違いし，通常処理を進め遠心分離後に血漿を凍結していました。危うくデータ欠損となるところでしたが，検査担当者より沈殿検体が冷蔵保存で残っていることを聞き，ダメ元で治験依頼者へ確認したところ，血漿と沈殿検体で検査ができるとのこと！　貴重なデータの欠測を免れることができホッとした経験でした。

消えた便検体…。一体どこへ？

　被験者さん自身が便検体採取を行う治験での経験です。いつもどおり被験者さんが便検体を採取し持参してきたので，検査会社に検体を提出しました。しかし，数日後，検査会社より連絡があり「便検体スピッツに何も入っていません」とのこと。

　え，まさか？　予備の空スピッツを提出した？と焦り確認したところ，提出したスピッツは被験者さんが採取した便を入れたものでした。検査会社の方から「一度採取した便を本人が気づかぬうちに取落としてしまった可能性が高い」とのこと。え？　そんなことあるの？？？と思いつつ，被験者さんへ確認すると，その日はトイレの自動洗浄を切り忘れ少し焦っていたかも…」とのことでした。便の行方はいまだに不明ですが，次回以降，採取漏れが発生することを被験者さんへ説明し，便検体採取は落ち着いて実施していただくようにしました。

6 有害事象・重篤な有害事象の対応

目的

　有害事象ならびに重篤な有害事象発生時は，GCPならびに治験実施計画書を遵守し，治験担当医師による被験者の安全性確保ならびに治験データ収集がスムーズに進むよう，CRCが支援を実施する。

方法

　被験者の治験規定Visit診察時および規定外診察時に，治験担当医師が有害事象（AE：Adverse Event）の記録を作成する支援を行う。重篤な有害事象（SAE：Serious Adverse Event）発生時は，報告書〔例：統一書式12　重篤な有害事象に関する報告書（医薬品治験），詳細記載用書式など〕の作成支援を行う。

業務の実施ポイント

　有害事象および重篤な有害事象は，治験実施計画書に定義が記載されており，収集方法も記載されている。治験により有害事象・重篤な有害事象の収集方法が異なるため，必ず治験実施計画書の記載を確認しながら支援を行う。

おっとびっくり事例

空シートって袋のこと？

　被験者さんへ「空になった治験薬シートは捨てずに次回来院時にお持ちください」とお伝えしたところ，次回来院時に持参されたものは薬袋でした。空のPTP包装シートは捨てたとのこと。確かに通常は，飲み終わった薬のPTP包装シートはゴミとして廃棄するものなので，「治験薬の飲み忘れがなかったかを治験担当医師が確認するため，治験薬のPTP包装シートは捨てずに持参してください」など，被験者さんへの説明の仕方に工夫が必要だと感じました。

業務手順

　有害事象の中で「重篤な有害事象」に分類される有害事象は，発生時にさまざまな対応が規定されているため，事前準備をしておくと発生後の支援対応がスムーズに進む。

＜「重篤な有害事象」発生に備えた事前準備の例＞

 治験責任医師による院内の報告方法・期限について，実施医療機関に設置されている治験標準業務手順書の記載を確認する。
　例）報告方法：「実施医療機関の長へ文書により報告する」との記載時，実際はどこの誰に提出するのかを確認するなど
　例）報告期限：「直ちに」との記載時，実際はいつまでに提出するのかを確認する

↓

 治験依頼者への報告方法・期限について，治験実施計画書の記載を確認する。
　・報告方法：EDCや電話，FAXなど
　・報告期限：「重篤な有害事象の発生を認めてから」「重篤な有害事象の発生を知りえてから」24時間以内，3営業日以内など

↓

 治験担当医師を支援する際に必要な資材を入手する。
　・FAX環境，使用可能な院内PCなど
　・実施医療機関の手順書で定められた報告書雛型
　・重篤な有害事象用のワークシートなど

↓

 事前に，治験責任医師および治験分担医師に重篤な有害事象発生時の報告の流れを決めておく。
　（報告の流れ例）
　　被験者に事象発生→治験担当医師診察→治験責任医師へ報告
　　以上の流れの中で，CRCが関わる具体的な業務内容を決めておく

↓

5 治験責任医師が治験実施計画書に定められた報告期限を遵守するための手順を，治験責任医師とCRC間で決めておく。
　（参考資料1：有害事象発生時のワークフロー）

Point

◆ 夜間休日などで発生した場合の対応方法を，事前に治験責任医師と相談しておく。
◆ 治験責任医師が院内不在時の対応方法を，治験責任医師および治験依頼者に確認しておく。
　例）　24時間以内にeCRFに治験責任医師の電子署名が必要な治験において，治験責任医師が不在時（遠方出張や忌引発生時など），一時的に治験分担医師の電子署名で代用可能なケースがある。治験依頼者により対応手順が異なるため，治験ごとに確認しておく。

4歳の被験者さんからお友達承認

小児科治験を実施していた際，初めは人見知りで話しかけても母親の後ろに隠れて会話する4歳の女の子の被験者さん。1～2週間に1回会うようになり次第に心を開いてくれるようになりました。彼女からお手紙をもらったり，道で摘んだお花を持ってきてくれたり，治験のための病院に行く日を，"○○（CRCの名前）さんの日"と言ってくれるようになったりと，彼女の中でお友達として承認してくれたようでとてもうれしかったです。

ローションは塗り薬と違う？

治験薬に加え，ステロイド外用薬を併用する治験での経験です。ステロイド外用薬の使用量を来院時に確認する必要がありました。軟膏とローションの2種類のステロイド外用薬を使用していた被験者さんが持参したのは軟膏のみ。「軟膏って言われたからローションは置いてきたよ。」とのこと。被験者さんへお渡ししたメモには「塗り薬すべて」と書いてあったはずですが，塗り薬＝軟膏と被験者さんは考えたそうです。被験者さんにはわかりやすい言葉で伝える必要性を痛感した出来事でした。

＜有害事象発生時の対応＞

 有害事象が発生した場合，治験データ収集で必要な情報（項目）を治験実施計画書で確認しておく。治験実施計画書により異なる収集項目があるため注意する。
　　例）発生した有害事象（発現日時や具体的な症状，経過など）・有害事象に対する処置の有無（有なら具体的な処置内容）・併用薬剤・治験薬投与中止の有無・治験薬との因果関係・有害事象に関連する検査結果・重症度・転帰など

↓

 被験者に発生した有害事象に対して，治験担当医師が適切な治療を実施する（治験中止または休薬の場合あり）。

Point

　治験担当医師以外の医師が有害事象の治療を行う場合がある（下記参照）。有害事象を治験データとして記録するため必要な情報の入手方法について，治験担当医師にCRCが事前に確認しておく。

◆ 発生した有害事象の症状により，治験担当医師から院内他科の医師に診察を依頼する場合（院内他科受診）。

◆ 被験者に発生した有害事象について，すでに他医療機関を受診し治療を受け，有害事象が治癒した状態（もしくは現在治療中）となっている場合など。

↓

 治験担当医師に，カルテまたはワークシートに治験データとして必要な内容を記載してもらう。
　　例）有害事象名，症状，重篤度，治験薬との因果関係，処置（処置薬名・用量など），転帰（軽快・治癒したときはその月日とその旨記載）など

Point

　治験担当医師が「その他の重要な有害事象」と判断した場合は，治験実施計画書に従い治験依頼者へ報告を行う。

↓

❹ 追跡調査について治験実施計画書の記載内容（検査，追跡調査期間などの項目）を確認し，治験担当医師へ追跡調査の要否を判断し，必要な場合は追跡調査を実施してもらう。

（参考資料１：有害事象発生時のワークフロー）
（参考資料２：有害事象の調査対象期間例）

＜重篤な有害事象発生時の対応＞

　治験担当医師が，被験者に重篤な有害事象が発生したことを知りえた時点から報告完了まで，スムーズに進められるよう支援を行う。

 重篤な有害事象について治験データ収集で必要な情報（項目）を治験実施計画書で確認しておく。治験実施計画書により異なる収集項目があるため注意する。
　例）重篤な有害事象内容（発現日時や具体的な症状，経過など）・重篤な有害事象に対する処置の有無（有の場合，具体的な処置内容）・併用薬剤・治験薬投与中止の有無・治験薬との因果関係・重篤な有害事象に関連する検査結果・重症度・転帰など

⬇

 治験担当医師による適切な治療の実施を行う（治験中止，休薬の場合あり）

⬇

 治験責任医師に重篤な有害事象の発生を報告（治験分担医師の被験者で発生の場合）し，当院における治験の継続，同意説明文書・同意文書の改訂の要否を判断してもらう。

⬇

 治験実施計画書，実施医療機関の標準業務手順書に記載の「重篤な有害事象」発生時の対応内容を確認する。

⬇

 治験責任医師による，重篤な有害事象に関する報告書（統一書式または院内書式作成に加え，必要時依頼者書式）の作成を補助する。

⬇

⑥ 実施医療機関の長と治験依頼者に対して，治験責任医師が，重篤な有害事象に関する報告を実施する。

Point

◆ 実施医療機関の長への報告は，統一書式または院内書式で作成し提出する。
◆ 治験依頼者への報告は，治験実施計画書に記載された報告方法で実施する。
　（例）EDC入力，重篤な有害事象に関する報告書（統一書式12，13，14，15，19，20，詳細記載用書式）の提出など

⑦ 重篤な有害事象に関して治験担当医師が追加情報を入手した場合，治験責任医師は，新たに追加情報を更新した報告書の作成および提出を行うため，CRCは支援を実施する。

⑧ 治験実施計画書に記載されている追跡調査の内容（検査，追跡調査期間などの項目）を確認し，治験担当医師へ追跡調査の要否を判断し，必要な場合は追跡調査を実施してもらう。

⑨ 必要時，被験者への「健康被害発生時の補償」の対応支援を行う。

治験参加後，中止せざるをえなかった…

　医師から治験の同意説明を聞き，さまざまな質問をされてきた患者さんがいました。同意説明後，患者さんは1カ月近く時間をかけ考えられ何度もご家族と話し合い，質問には医師，CRCから複数回の説明を行いました。その後，疑問点が解消できたため治験参加を決めました。しかし，治験開始後，治験薬の影響と推測される全身発疹が発現し治験を中止せざるをえませんでした。さらに長期間にわたり発疹治療を受けることとなりました。被験者さんが十分に考え治験に参加されたにもかかわらず，発疹治療に加え治験を中止せざるをえない状態が発生し，被験者さんともども CRC も大変残念な気持ちを抱いた経験でした。

参考：CTCAEについて

　悪性腫瘍など（オンコロジー）試験では，「有害事象共通用語基準（CTCAE：Common Terminology Criteria for Adverse Events）」を用いて有害事象評価を行うことが一般的である。有害事象における重症度のスケール（Grade 1〜5：1 軽度，2 中等度，3 高度，4 生命を脅かすまたは活動不能，5 死亡）が定められており，各Gradeは治験担当医師が判断する。

　オンコロジー試験に限らず，CTCAEを用いて有害事象評価を行う試験も増えているため，治験実施計画書を確認する。また，治験ごとにCTCAEのバージョンが指定されている場合があるため注意する。

えっ　入院？　そんなの聞いていないよ（涙）…SAEはある日突然やって来る！

　まだCRC経験が少ない頃です。規定来院日の数日前に，被験者さんから予約日に行けないので日程を変更してほしいと連絡がありました。「何かありましたか？」と聞くと，「うんちょっとね…。」とのことで，それ以上話さない雰囲気があり，個人的な理由だと思い込み，詳しく聞かず許容範囲内で来院日の再調整をしました。再調整した当日，突然被験者さんから「この前，実は入院しちゃったから来れなかったんだ〜。」と言われびっくり。被験者さんから急にSAEを告白され，SAE対応が初めての私は，対応がスムーズに進められず，冷や汗をかきながら治験担当医師への対応を何とか進めました。「SAEはある日突然やって来る…。」を肝に銘じ，いつSAEが発生しても対応開始ができるよう準備しておく習慣が身につきました。

参考資料1

有害事象発生時のワークフロー

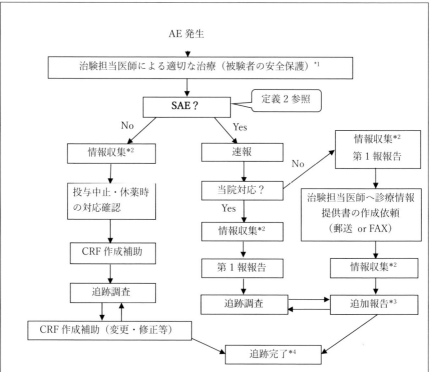

*1：必要時，被験者への補償手続きの補助を行う。

*2：他院にて治療が実施された場合は，治験担当医師に相談の上，診療情報提供書等により可能な限り情報収集を行うよう努める。

*3：重篤な有害事象等に関する報告書（統一書式：書式 12,13,14,15,19,20 及び詳細記載用書式）または依頼者書式を用いて実施医療機関の長と治験依頼者へ報告する。追加情報の報告についても情報入手から 24 時間以内等の報告期限が規定されている場合もあるため注意する。

*4：転帰が死亡，回復になるまで追跡を実施する（治験実施計画書によっては，症状安定と治験責任医師等が判断した場合は以降の追跡は不要である，と規定されている場合もある）。

参考資料2

有害事象の調査対象期間例

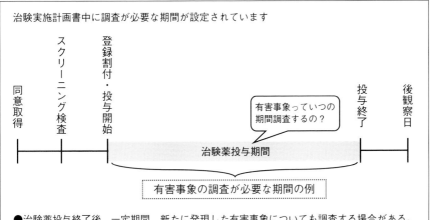

●治験薬投与終了後，一定期間，新たに発現した有害事象についても調査する場合がある。

●治験終了時までに回復していない有害事象については追跡調査が必要となる。

7 治験中止時の対応

目的

GCPを遵守して治験実施計画書に従い治験を中止する。

方法

治験実施中に治験が中止される場合，中止理由に基づき治験担当医師を支援する。

治験中止理由による分類

1. **特定の実施医療機関における治験中止の発生**

   ＜被験者における治験中止＞

   治験担当医師の判断による治験の中止（有害事象発生による臨床上の判断など）

   ＜医療機関全体の中止＞

   ・治験審査委員会による治験の中止勧告が行なわれた場合

   ・治験責任医師または実施医療機関による重大または継続したGCP違反もしくは治験実施計画書の不遵守による中止

   ・選択基準に適合する被験者が見込めなくなった場合

2. **被験者の意思による治験の中止（脱落）**

   治験参加同意の撤回，被験者の都合（来院しないなど）により，治験実施計画書に従い治験を継続できなくなった場合は治験が中止される。被験者自身に続行不可の理由がある場合が該当する。

3. **治験依頼者による治験全体の中止**

   ・重篤な副作用などの安全性上の問題が発生し，治験依頼者が治験の中止を決定した場合

   ・規制当局から治験依頼者へ，治験の中止勧告が行われた場合

   ・治験依頼者が開発方針の変更により，治験の中止を決定した場合

業務の実施ポイント

治験担当医師の判断による被験者への治験薬の投与中止が発生する場合が多い。被験者の治験診察中に，治験担当医師が治験薬の投与中止を判断する場面があるため，治験実施計画書に記載された治験薬投与中止時の対応を確認しておく。

Point

◆ 治験薬のみ投与中止（被験者の治験参加は継続し，治験薬の投与のみ中止）と治験中止（治験参加自体が中止）のパターンがあるため治験実施計画書の記載を確認しておく。

◆ 治験依頼者による治験全体の中止は，治験中止の連絡が治験依頼者から治験責任医師と治験事務局宛に連絡される。CRCは治験責任医師を支援し，被験者への対応がスムーズに進むよう協力する。

治験完了のゴールに向かって伴走する大切さ

被験者さんが治験参加中，「こむら返り」に悩まされ併用制限薬を使用していました。しかし，この併用制限薬には使用上限があり，使用を継続すると上限に達してしまう時期が間近となるため，治験担当医師に相談しました。そこで，医師から被験者さんへ，併用制限薬の使用継続を希望する場合は，治験中止を検討する可能性があることを説明し，被験者さんの気持ちを聞きました。被験者さんは，治験に最後まで参加することで社会貢献ができるという喜びがあるため，最後まで治験を継続することを希望されました。そこで，治験担当医師と被験者さんとCRCで相談を行い，こむら返りの症状にあわせ別の併用制限薬を組み合わせて使用してみることにした結果，被験者さんの希望どおり，治験を最後まで完了することができました！ 被験者さんとともに，CRCも喜び合った経験でした。

業務手順

❶ 事前準備：治験実施計画書に記載されている「治験中止」の定義および対応を確認し，不明な内容や項目は担当モニターに事前に質問しておく。

❷ 事前準備：被験者における治験中止発生に備え，治験中止時に実施する検査の準備（外注検査キットの準備や，院内所定の検査用伝票の準備など）を実施しておく。

❸ 被験者の治験中止決定後，治験中止時の診察・検査が実施できるよう治験担当医師を支援する。

Point

◆ 被験者の治験中止（治験担当医師の判断による中止，被験者の自由意思による中止，治験依頼者による治験全体の中止）発生時は，中止時の対応方法が異なるため，注意が必要となる。

・被験者は同意撤回についてその理由を明らかにする必要はないが，治験担当医師は被験者の権利を十分に尊重した上で，その理由を確認するための適切な努力を払う必要がある。

❹
治験依頼者による治験全体の中止発生時の対応
　1）被験者への治験中止の連絡
　　治験中止について，被験者の来院日以外に決定した場合は，原則として治験担当医師から被験者へ直接連絡をとり，中止理由について電話などで説明を行う。
　　※次回来院日まで治験薬の服用を継続するかどうかは，被験者の安全性を最大限に考慮し，治験担当医師の指示に従うが，事前に治験依頼者の見解の確認が必要となる。
　2）治験担当医師から被験者に対して治験中止に関する説明を実施後，CRCから，来院日の調整対応や残薬の回収方法などの説明などを実施する。
　3）治験中止後の診察時の検査実施
　　被験者の安全性確認のため，治験実施計画書で定められた中止時に必要な検査や評価は，可能な限り行うことが重要となる。検査の実施が困難な場合は，その記録を残しておく（被験者の身体状況など治験担当医師による診察内容をカルテに記録するなど）。

Point

◆ 治験中止時の臨床検査・評価の実施を被験者が拒否した場合

　被験者の同意撤回により治験中止（脱落）となった場合，被験者は規定された検査および評価すべてを拒否する場合がある。その場合は，被験者の意思（権利）を十分に尊重したうえで，治験担当医師より，治験実施における被験者の安全性確認や評価の実施などの必要性を被験者へ説明し，可能な限り協力を求める。

◆ 被験者が来院しなくなった場合

　治験実施計画書に記載されている対応（電話連絡，手紙連絡など）を確認し，治験担当医師により生存などの調査を実施する。

◆ 被験者の治験薬投与中止と治験中止の違い

　治験薬の投与を中止した場合でも，治験で収集すべきデータ（イベント）の追跡調査を目的に，治験参加が継続される場合があるので注意する。

治験中止となった被験者さんの想いに感動…

　初めて CRC として担当した治験で，残念なことに 2 人の被験者さんが治験中止となり，治験中止時検査の対応をしていました。2 人の被験者さんそれぞれから，「お役に立てなくてごめんね」「少しは僕が治験をやったことで役に立てたかな」とのコメントをもらいました。被験者さんは，治験によって病状が改善することなどの自分に対するベネフィットを重視し参加されているのかな？　と思っていましたが，新薬開発という社会貢献を意識して参加してくださっている被験者さんに遭遇し感動しました。どれほど自分が忙しくても治験に参加いただいている被験者さんの気持ちを大切にし，誠意をもって接していきたいと思いを新たにした経験でした。

8 症例報告書（CRF）作成補助

目的

治験のデータ収集は，治験担当医師が被験者ごとに症例報告書を作成することで実施されるため，治験実施計画書に則り症例報告書が作成されるよう支援を行う。

方法

現在，ほぼすべての症例報告書は，紙媒体ではなく，電子的に収集・管理される方法（EDC）を使用している。CRCは治験担当医師が収集した治験データをもとにして，パソコン上で症例報告書へのデータ入力を実施する。

業務の実施ポイント

症例報告書に記載された治験データを通じて，治験の主要評価項目および副次評価項目が収集され，統計解析により有効性と安全性が評価される。症例報告書に正しいデータが記録されていることが評価には不可欠となる。CRCは，正しいデータを症例報告書に記録するため支援を行う役割を担っている。

治験で使用するEDCは，治験ごとに種類が異なるため，EDC入力の手引きを見ながら入力し，入力ミスの発生を防止する。

電子化された症例報告書はeCRFといわれる。

業務手順

＜EDCによるCRFに関して＞

事前準備

❶ EDCシステムのアカウントを取得する。

❷ EDCの入力方法について担当モニターから「EDC入力の手引き」を入手し，EDCシステムのトレーニングを受講する。受講証明書（Certificate）は保管する。

自分が担当した薬に出合えたうれしさ

　不注意でケガをしてしまい近くのクリニックを受診したところ，処方された薬がなんとCRC 2年目に担当した治験薬でした。数年の時を経て自分に処方されるとは思わず，非常に感動しました。被験者さんは皆さん高齢の方が多く，自分には無関係だと思っていました。今回の出合いは本当にうれしかったです。

EDCによるCRF作成補助

① 原資料（治験実施計画書で特定されているため確認する）に記録された治験データをEDC画面から入力を行う。

Point
- ◆ 治験担当医師は治験で必要なデータを，カルテまたはワークシートなど，定められた記録媒体へ記録を残し，それをもとにCRCがEDC画面上，データを入力する。
- ◆ EDC入力に生じた不明点は，その都度，担当モニターに確認し，回答を入手する。入手した回答は必ず記録として残しておく。

② 院内測定検査の結果の入力。
臨床検査結果，生理検査結果，放射線検査結果など，治験実施計画書に規定された院内で実施された各種検査結果をEDC画面より入力する。

③ 治験薬の残薬に関する記録の確認。
治験薬管理者が管理している治験薬管理表および治験担当医師による記録（電子カルテやワークシート）をもとに，EDC入力に必要な治験薬の情報（処方日・処方数・返却日・服薬数・残薬数など）を入力する。

④ 外注検査結果について確認。
外部測定機関で一括集中測定する場合では，専用サイト・Eメール・FAX・郵送などを通じて治験担当医師に検査結果が報告される。また，EDC上に自動でデータ入力される場合がある。
検査結果を入手後，被験者の安全性確認のため，治験担当医師が速やかに内容を確認する必要がある。そのため，事前に治験担当医師とCRCが検査結果入手後の流れを取り決めておくとよい。

Point
以下の治験担当医師が行う作業の過程において，CRCがかかわる部分を治験担当医師と事前に協議し決めておく。
1) 治験担当医師が検査結果を入手
2) 治験担当医師による検査結果の確認および確認した記録を残す
3) 被験者における治験の継続や有害事象の判定を行う

❺ クエリーの対応。
EDCシステムが自動的に発行する自動クエリーと，データマネージャーが手動で発行するマニュアルクエリーの2種類がある。医学的判断を伴うクエリーは，治験担当医師がクエリー内容を確認し，自身の見解を記録に残す。その後，それをもとにCRCがEDC画面より入力し回答する。

Point

◆ EDC入力によりCRFが作成された後，CRFの内容に対して，治験依頼者から問題点の修正依頼（確認）や問い合わせなどが行われる。EDC画面にクエリーが発生した場合は，その旨表示されるため，EDC画面からクエリー内容を確認する。

◆ クエリー対応は速やかに行う。

治験薬だけが頼りの被験者さんのエピソード

　肺癌の被験者さんは，既存の肺癌の治療薬では改善せず治験薬だけが頼りでした。治験参加後，治験薬が奏効したときは，被験者さんとご家族がとても喜ばれており，その姿を見ていて私も大変うれしかったです。

9 モニタリングへの対応

目的

治験責任医師は，治験依頼者によるモニタリングに協力する必要があるため，CRCはモニタリングへの対応支援を行う。

方法

担当モニターがモニタリングを実施する際，CRCは治験責任医師を支援し，担当モニターからの各種問い合わせへの対応を行う。

業務の実施ポイント

担当モニターから被験者に関する問い合わせでは，医学的判断を伴う内容は治験担当医師が回答すべき内容であり，CRCがカルテなどに基づき回答可能な内容と区別する必要がある。

Point

- ◆モニタリング方法は，オンサイトモニタリング，中央モニタリング，リモートモニタリングなどがあり，治験依頼者が手順書で定める。
- ◆SDV（Source Document Verification）は，モニターが直接閲覧によって，症例報告書（CRF）のデータと原資料に記載された内容を相互に照合する作業をいう。CRFと原資料との整合性を確認することで，資料の正確性を確認する。オンサイトモニタリングを担当モニターが行うことをSDVとよぶことがある。

業務手順

CRCは担当モニターにモニタリング方法を確認する。

＜オンサイトモニタリングの対応例＞

❶ 実施医療機関でモニタリング実施に関するルールがある場合は，事前に確認しておく。

Point

◆ モニタリング実施用に「直接閲覧連絡票（統一書式　参考書式)」の使用を定めている場合がある。担当モニターが作成する書類であるが，書類提出の流れはCRCも理解しておく。

◆ 担当モニター以外の治験依頼者訪問人数（人数制限有無)，持ち込みパソコンの使用環境（電源や無線LAN回線の電波が届くかなど）など，治験事務局に事前確認が必要な場合がある。

◆ 電子カルテを担当モニターが使用する場合，治験依頼者専用のID・パスワードの付与，電子カルテ閲覧ルール(被験者以外の患者のカルテ閲覧の禁止)など，実施医療機関はルールを定めている。

❷ 担当モニターと治験責任医師，必要に応じて治験事務局などとのスケジュール調整を実施し，モニタリングの実施日を確定する。

Point

オンサイトモニタリングでは，担当モニターが実施医療機関内でカルテやワークシートなど，原資料を確認する。モニタリング実施場所は，実施医療機関内で特定の場所を定めている場合が多い。治験事務局がモニタリング実施場所の管理を行っている場合は，モニタリング日程調整時に治験事務局に場所が使用できるかどうかを確認する必要がある。

❸ モニタリング用の準備を行う（原資料，治験に係る文書の準備など

❹ モニタリング時に，担当モニターからの問い合わせ対応を行う。

治験終了

治験終了に伴う対応

治験終了に伴う対応

目的

治験終了に伴い発生する対応を実施する。

方法

治験終了報告書作成支援および各種資料の保管対応支援を実施する。

業務の実施ポイント

実施医療機関で実施したすべての被験者の治験が終了した後、治験責任医師が全被験者の症例報告書内容確認を完了し、その後、治験終了報告書を実施医療機関の長へ提出し治験終了となる。CRCは、治験終了に向け、治験終了報告書の作成支援を行い、また、原資料が実施医療機関内で適切に保管（保管必要期間中の廃棄予防）されるよう支援を実施する。

おっとびっくり 事例

「同じ病気で苦しむ患者さんへ協力したい。」

抗がん薬の治験に参加された被験者さんから、自分と同様に、がんで苦しむ患者さんの治療のために助力できる機会が嬉しいと、治験の参加に同意をいただきました。後日、その方が治験終了後、被験者負担軽減費として被験者さんに支払われたお金を、がんで苦しむ方々へ寄付されたと聞き感動しました。新薬の承認を心待ちに思っている患者さんや治験に参加された被験者さんの存在があるからこそ、CRCとしての仕事のやりがいを感じた瞬間でした。

業務手順

＜治験終了報告書作成支援＞

 治験終了に伴い発生する手続きや作成する書類について，治験実施計画書ならびに実施医療機関の治験標準業務手順書にて確認する。

↓

 治験責任医師が作成する治験終了報告書〔例：統一書式17　治験終了（中止・中断）報告書など〕の作成補助を行う。

↓

❸ 治験責任医師が作成した治験終了報告を，治験事務局へ提出する。

Point

◆ 治験終了報告書作成・提出時期：通常は，実施医療機関における治験終了後に作成・提出することになる。ところが，一部の治験では治験依頼者が作成・提出時期について指示を出す場合があるため，治験終了報告書の作成・提出時期を担当モニターに確認する。

＜原資料の保管管理支援＞

原資料はGCPで定められた期間または治験契約書で定められた期間，実施医療機関内で保管する必要がある。治験事務局に確認し，当該医療機関内で適切に原資料が保管されるよう支援を行う必要がある。

❶ 実施医療機関における治験に係る文書または記録，保管責任者，保管部署および保管場所を含めた保管手順および保管時発生する書類などを確認する。

↓

 治験責任医師による治験終了報告書が提出された後，保管責任者へ原資料の保管を依頼する。

Point

実施医療機関において，原資料の保管管理のため，原資料保管一覧（原資料保管場所を記載した一覧）などを作成している場合がある。（参考資料1：原資料保管依頼書例）

参考資料1

原資料保管依頼書例

原資料保管依頼書

作成日： 年 月 日

治験実施診療科名		治験責任医師名	
被験薬の化学名又は識別記号		治験実施計画書番号	
治験課題名			
治験依頼者			
保管期限	20 年 月 日から 20 年 月 日まで　通常・長期（約 年間）		

下記の原資料保管をお願いします。

ID	被験者名	治験開始日	治験終了日	同意文書所在	患者ファイル	入院カルテ	画像	心電図	備考
（記載例）1234	○○ ○○	2000/10/10	2000/11/11	患者ファイル	○	×	○	×	

※廃棄資料は治験事務局からお知らせします。

治験でよく使われる用語

治験でよく使われる用語

eCRF 電子化された症例報告書でElectronic Case Report Formの略語。オンラインで利用されるため，紙の症例報告書よりもスピーディな対応が可能。

EDC 治験データの電子化システムでElectronic Data Capture（電子的臨床検査情報収集システム）の略語。インターネットを利用し，電子的に臨床データを収集すること，またはそのシステムを指す。

OTC Over The Counter Drug（医薬品）の略語。正式には「一般用医薬品」という。大衆薬ともよばれ，市中の薬局やドラッグストアで処方箋なしで購入できる。

あ

アセント文書 法的規制を受けない小児被験者からの同意（アセント）を得るために作成される同意説明文書。

インフォームドコンセント 被験者の治験への参加の意思決定と関連する，治験に関するあらゆる角度からの説明が十分なされた後に，被験者がこれを理解し，自由な意思によって治験への参加に同意し，文書によってそのことを確認すること。

温度校正 温度測定に使用する温度計の精度を維持するために，定期的に校正すること。校正は基準となる温度計と対象となる温度計を同じ条件で稼働させ温度比較を行い実証する。校正は定期的に実施され，その記録は校正証明書として保管される。

温度データロガー 一定時間ごとに温度を測定し，そのデータを記録・保存する計測器のこと。主に治験薬の温度管理に用いられる。

か

外注検査キット 医療機関内で検体測定を実施せず，外部の検査会社で検体測定を行う際，検体採取・処理用に外部検査会社が準備した検体採取・処理用の資材のこと。治験では検体測定条件を統一化するため，各医療機関内測定ではなく，治験依頼者が外部検査委先として契約した検査会社において治験用の検体測定が実施される。治験実施計画書に応じた専用資材を外部検査会社が用意し，各治験実施医療機関に搬入される。資材には，採血管などの採取容器，処理後の検体保存容器，検体採取手順書，外部検査会社への検体回収依頼票などを含む。

健康被害補償 治験に係る被験者に生じた健康被害によって被験者の被った損失を適切に補うため，治験依頼者が定めた補償規程に基づいてなされる給付をいい，医療費，医療手当および補償金からなる。

　GCPでは，治験依頼者は，治験に関連して被験者に生じた健康被害の治療に要する費用その他の損失を補償するための手順を定め，保険その他の必要な措置を講じておく必要があると規定されており，当該手順に従って健康被害の補償が実施される。補償には，

医療費，医療手当，各種補償金がある。

開発業務受託機関（CRO）　治験の依頼および管理に係る業務の全部または一部を治験を依頼しようとする者から受託する者。CRO（Contract Research Organization）

監査　治験または製造販売後臨床試験により収集された資料の信頼性を確保するため，治験または製造販売後臨床試験が，GCPおよび治験実施計画書または製造販売後臨床試験実施計画書に従って行われたかどうかについて治験依頼者もしくは製造販売後臨床試験依頼者が行う調査，または自ら治験を実施する者が，特定の者を指名して行わせる調査。

公正な立会人　治験の実施から独立し，治験に関与する者から不当に影響を受けない者で，被験者または代諾者が同意文書等を読むことができない場合に，インフォームド・コンセントの過程に立ち会う者。

さ

実施医療機関　治験または製造販売後臨床試験を行う医療機関。

実施医療機関の治験標準業務手順書　実施医療機関ごとに，治験に係るおのおのの業務が恒常的にまたは均質に，かつ適正に実施されるよう手順を定めた文書。院内SOP（Standard Operating Procedures）と称されることがある。

社会的に弱い立場にある者　治験に参加しないことにより不当な不利益を受けるおそれがある者。例えば，階層構造を有するグループの構成員として，医学生・看護学生・病院お

よび検査機関の下位の職員・製薬企業従業員，その他の例では，失業者・貧困者，未成年など。これらの者を被験者とする場合は，特に慎重な配慮を行うこととGCPでは規定されている。

重篤な有害事象　有害事象のうち，死亡に至るもの，生命を脅かすもの，治療のため入院もしくは入院・加療期間の延長が必要なもの，永続的もしくは重大な障害・機能不全に陥るもの，先天異常を来すもの，またはその他の重大な医学的事象。

症例報告書　各被験者に対して，治験依頼者に報告することが治験実施計画書において規定されているすべての情報を記録するために印刷された，または光学的もしくは電子的な記録様式に記録したもの。

た

対照薬　治験または製造販売後臨床試験において被験薬と比較する目的で用いられる医薬品，または薬物，その他の物質（既承認有効成分もしくは未承認有効成分を含む製剤，またはプラセボ）。

代諾者　被験者の親権を行う者，配偶者，後見人その他これらに準じる者。

多施設共同試験　共通試験計画書に従い，複数の医療機関が共同で実施する臨床試験で，データ管理などを中央で一元化することが一般的である。

治験　「人を対象にした試験」を「臨床試験（Clinical Study）」とよぶ。治験とは，被験薬

の臨床的，薬理学的およびその他の薬力学的効果の検出または確認，被験薬の副作用の確認，被験薬の安全性および有効性を確認するための試験で，医薬品の製造販売承認または承認事項の一部変更承認を申請するに際し提出すべき資料の収集を目的に行われる臨床試験。

治験依頼者　治験の発案，運営・管理および資金などに責任を負う個人，会社，機関または団体を指す。会社には製薬企業や医療機器・再生医療製品等を製造販売する企業などがある。

治験協力者　実施医療機関において，治験責任医師または治験分担医師の指導の下にこれらの者の治験に係る業務に協力する薬剤師，看護師その他の医療関係者。

治験施設支援機関(SMO)　治験の実施に係る業務の一部を実施医療機関から受託する者。SMO(Site Management Organization)

治験実施計画書　治験の目的，デザイン，方法，統計学的な考察および組織について記述した文書(正式な手続を踏んで改訂されたものを含む)。

治験審査委員会(IRB)　医学・歯学・薬学などの専門家およびそれ以外の者によって構成される医療機関の長，治験責任医師および治験依頼者から独立した委員会を指す。当委員会の責務は，特に，治験実施計画書ならびに被験者から文書によるインフォームド・コンセントを得るのに使用される方法および資料などを審査し，また継続審査を行うことに

よって，被験者の人権，安全および福祉の保護を確保すること。IRB (Institutional Review Board)

治験責任医師　実施医療機関において，治験実施に関して責任を有する医師，または歯科医師。治験が複数の者からなるチームにより実施される場合は，当該チームを統括する医師または歯科医師。本書中は治験責任医師と治験分担医師をあわせ治験担当医師とする。

治験に係る文書または記録　治験の実施によって得られたデータの質を，個々にかつまとめて評価することを可能にする文書などの記録。

治験分担医師　実施医療機関において，治験責任医師の指導のもとに治験に係る業務を分担する個々の医師または歯科医師。治験責任医師により指導・監督され，治験に係る重要な業務または，決定を行う者。本書中は治験責任医師と治験分担医師をあわせ治験担当医師とする。

治験薬　被験薬および対照薬(治験に係るものに限る)をいう。

治験薬概要書　治験の実施に必要な，治験薬(主に被験薬)に関する非臨床試験および臨床試験の成績を編集したもの。

治験薬管理者　治験薬を管理する者。GCPでは実施医療機関の長が治験薬管理者(原則として薬剤師)を指名すると定めている。治験薬管理者は治験依頼者より受理した治験薬管理手順書に従い治験薬を診療用医薬品とは

別に管理する。

手順書 治験に係るおのおのの業務が恒常的にまたは均質に，かつ適正に実施されるよう手順を詳細に定めた文書。SOP（Standard Operating Procedures）

同意説明文書 インフォームド・コンセントの説明に用いられる治験の目的，内容などを記した文書のこと。

統一書式 「治験の依頼等に係る統一書式」の略。治験などの効率的な実施に資することを目的として使用されている。「企業治験・製造販売後臨床試験」用と「医師主導治験」用の2種類がある。

は

被験者 治験薬もしくは製造販売後臨床試験薬を投与される者，または当該者の対照とされる者。

被験者識別コード 個々の被験者の身元に関する秘密を保護するため，治験責任医師が各被験者に割り付けた固有の識別番号で，治験責任医師が有害事象およびその他の治験関連データを報告する際に，被験者の氏名，身元が特定できる番号および住所等の代わりに用いるもの。

被験者日誌 被験者の服薬内容や服薬日時，または症状の変化を記録する日誌。電子患者日誌システムをePRO（Electronic Patient Reported Outcomes）という。

被験者負担軽減費 治験に参加すると被験者は交通費がかかったり，勤めを休んだりする必要があることから，被験者の経済的負担を減らすために，被験者に対して支払われるお金のこと。

秘密の保全 治験依頼者に帰属する情報または被験者の身元に関する情報を，正式に認められた者以外には開示しないこと。

非臨床試験 人を対象としない臨床研究。臨床試験へ移行するために必要な非臨床試験の種類は動物を用いた安全性試験，安全性薬理試験，薬物動態試験などが含まれる。

プラセボ 薬理学的非活性物質で，偽薬，擬薬と訳されることもある。通常，被験薬と外見などがまったくそっくりに製剤化され，中身を分析しない限り判別できないもの。

併用禁止薬 併用すると，治験薬と同じような効果をもち，治験薬の薬効の評価ができなくなったり，治験薬の副作用が強く出る可能性があり，被験者の安全性が確保できなくなるため，併用を禁止されている薬剤。

ヘルシンキ宣言 1964年，ヘルシンキで開催された第18回世界医師会において採択された一種の人権宣言。臨床試験はこの宣言に基づいて実施すべきであるとされている。

保険外併用療養費制度 治験における保険外併用療養費制度とは，保険診療と保険外診療の混在した診療（混合診療）に保険給付を認め，医療保険制度と治験依頼者との費用分担を適切に図るための制度。

保険外併用療養支給対象外経費　保険外併用療養費の支給対象とならない経費のこと。治験薬投与期間中に実施された診療において，検査および画像診断に係る費用や当該治験の被験薬の予定される効能または効果と同様の効能または効果を有する医薬品の費用は，治験依頼者が負担する。

ま

無作為化　治療群を決定する際に作為的な考慮がなされず，治療以外の要因の影響（バイアス）を取り除き，比較性のある治療群の設定を可能とする割付方法。

盲検化　薬効評価に対する偏りを避ける目的で，治験に参加する単数または複数の当事者が，治療方法の割り付けについて知らされないようにする措置をいう。単盲検法は通常，被験者が割り付けの内容を知らされないこと，二重盲検法は被験者，治験責任医師，治験分担医師，治験協力者，治験依頼者，モニター，監査担当者および一部の事例ではデータ解析者が割り付けの内容を知らされないことを指す。
なお，ここでいう「治験依頼者が割り付けの内容を知らされないこと」とは，治験依頼者において手順を定めるなど割付内容の機密性を確保するための必要な措置が講じられており，かつ，医薬品の開発に係る部門が割り付けの内容を知らされないことを意味するものである。

モニター(CRA)　治験依頼者により指名され，治験の進行状況を調査し，治験が治験実施計画書，標準業務手順書およびGCPに従って実施，記録および報告されていること

を保証する活動を行う者を指す。
CRA(Clinical Research Associate)

モニタリング　治験または製造販売後臨床試験が適正に行われることを確保するため，治験依頼者または自ら治験を実施する者より指名されたモニターが，治験の進行状況を調査し，GCPならびに治験実施計画書および手順書に従って，実施，記録および報告されていることを保証する活動のこと。

や

有害事象(AE)　治験薬を投与された被験者に生じたすべての疾病またはその徴候をいう。

わ

割り付け　あらかじめ決められた規則，ロジックにより，被験者を複数の群に所属させていくこと，また，その作業。通常，割り付け作業においては，統計解析に耐えられるよう，つまり統計的な偏りができるだけ小さくなるよう，ランダム化が行われる。

CRCのための治験業務マニュアル　第3版

定価　本体2,200円（税別）

2005年 3 月25日　初版発行
2009年 9 月15日　第2版発行
2020年12月10日　第3版発行
2023年 1 月30日　第3版第2刷発行

監　修　　亀山 周二
　　　　　（かめやま しゅうじ）

編　集　　CRCのための治験業務マニュアル作成委員会

発行人　　武田 信

発行所　　株式会社 じほう

　　　　　101-8421　東京都千代田区神田猿楽町1-5-15（猿楽町SSビル）
　　　　　振替　00190-0-900481
　　　　　＜大阪支局＞
　　　　　541-0044　大阪市中央区伏見町2-1-1（三井住友銀行高麗橋ビル）
　　　　　お問い合わせ　https://www.jiho.co.jp/contact/

©2020　　　　　　　　　　組版　レトラス　　印刷　音羽印刷(株)
Printed in Japan

ISBN 978-4-8407-5324-1